U0736881

儿科各家学说及应用

主　编　俞景茂

副主编　李　岚　陈　华

编　委（按姓氏笔画排序）

任　昱　邬思远　许先科　李　岚

李国芳　陈　华　俞景茂　矫金玲

中国中医药出版社

·北　京·

图书在版编目（CIP）数据

儿科各家学说及应用 / 俞景茂主编. —北京：中国中医药出版社，2017.3（2025.7重印）

ISBN 978-7-5132-3937-0

Ⅰ.①儿… Ⅱ.①俞… Ⅲ.①儿科学 Ⅳ.①R72

中国版本图书馆CIP数据核字（2016）第326868号

中国中医药出版社出版

北京经济技术开发区科创十三街 31 号院二区 8 号楼

邮政编码 100176

传真 010-64405721

北京盛通印刷股份有限公司印刷

各地新华书店经销

开本 710 × 1000 1/16 印张13 字数 199 千字

2017年3月第1版 2025年7月第2次印刷

书号 ISBN 978-7-5132-3937-0

定价 49.00 元

网址 www.cptcm.com

服务热线 010-64405510

购书热线 010-89535836

维权打假 010-64405753

微信服务号 zgzyycbs

微商城网址 https://kdt.im/LIdUGr

官方微博 http://e.weibo.com/cptcm

天猫旗舰店网址 https://zgzyycbs.tmall.com

如有印装质量问题请与本社出版部联系（010-64405510）

内容提要

本书从纵横两个方面论述了儿科各家学说及应用。总论将儿科理论体系的形成、儿科主要著作提要、儿科基本理论的各家学说及其对中医学理论体系的影响诸方面做了系统论述；各论将历代著名医家在儿科学术上自成一家的学术建树一一做了研讨；名著必读将儿科名著中的精辟论述加以辑录，以便于研习、记忆与背诵。本书可供中医、中西医结合儿科医师医疗、教学、科研者参阅，也可作为中医院校中医专业本科生的选修课教材和在读研究生基础课教材。

主编简介

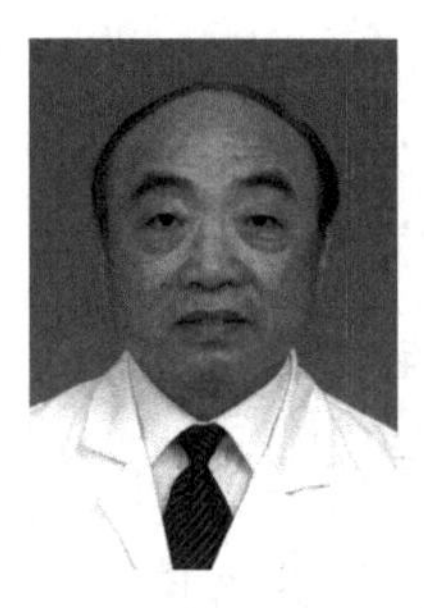

俞景茂，1981 年毕业于中国中医研究院（现中国中医科学院）研究生部，现任世界中医联合会儿科专业委员会副会长，浙江省中医学会儿科分会顾问，浙江中医药大学附属第一医院儿科教授、主任中医师、博士生导师，浙江省名中医，全国老中医药专家学术经验继承工作指导老师。擅长治疗小儿呼吸道疾病，对《小儿药证直诀》及儿科各家学说有深入研究，2012 年国家中医药管理局正式批建“俞景茂全国名老中医药专家传承工作室”。

前言

要做一位优秀的中医儿科医师，读经典、拜名师、多临证，缺一不可。读经典除了中医四大经典（《黄帝内经》《伤寒论》《金匮要略》《温病条辨》）外，还要熟读儿科经典。何谓儿科经典？《小儿药证直诀》是也！它是儿科的奠基之作，作者钱仲阳是儿科的宗师。嗣后，明代万全的《幼科发挥》《育婴家秘》，清代陈复正的《幼幼集成》，代表了儿科发展史上两个重要的里程碑，也应该当作典籍来研习。

我有幸在王伯岳导师的指导下，编著了《小儿药证直诀类证释义》一书，为日后儿科事业的发展奠定了坚实的基础。后来又撰写了《儿科宗师钱仲阳》《小儿药证直诀临证指南》《小儿药证直诀直译》等三部专著。现在看来，以《小儿药证直诀》为契机，从源到流，从古到今，突出一家，旁及诸家，不失为有效的研习路径。通过多年的积累，对儿科医家的学说、学术成就，临床运用逐渐有所领悟。从 1981 年开始着手撰写《儿科各家学说及应用》，经过不断修订充实，初则作为浙江中医药大学儿科提高班、七年制硕士生、研究生专业基础课课程讲义，讲授了十余年，并在全国中医儿科学术会议上广泛交流，使该自编教材渐臻完善。2009年卫生部“十一五”研究生规划教材《中医儿科临床研究》中的第二章内容，即取材于该自编教材。

2012年，国家中医药管理局正式批建“俞景茂名老中医药专家传承工作室”，“研究学术、传承创新”作为建设工作室的宗旨。学习经典是继承的必由之路。于是发动工作室的弟子们，把各自研读儿科医家典籍的心得体会撰写成文，充实到《儿科各家学说及应用》一书中来。2013年3月，国家中医药管理局正式批准，将该课题列为国家级继续教育项目。此书的正式出版，有望成为全国中医院校的特色创新教材之一。

通过本教材的学习，我深信本课程对于提高中医儿科的理论水平和临床疗效是有裨益的；深信在导师的指导下，通过临证的不断积累，青胜于蓝是必然的；深信学习百家，自成一家的传承创新之路是切实可行的。

学无止境。像这样的研究课题，需要锲而不舍、持之以恒的不懈努力，并与时代的发展紧密相连。由于涉及的医家众多，众说纷纭，其中不当之处、争议之处、重复遗漏之处在所难免，恳请同仁指导为幸。但愿《儿科各家学说及应用》课题，薪火相传，姹紫嫣红，永葆青春。

俞景茂

2016年11月于俞景茂名老中医药专家传承工作室

目　录

总论

在学术上自成系统的理论或见解，称之为学说。学说要有中心的研究课题，要有一批比较著名的人物从事该领域的研究工作，要有名著传世并产生一定的社会影响。儿科各家学说整理研究在中医儿科学术发展史上，对儿科理论和医疗实践做出卓越贡献的医家的独特而自成体系的学术思想，具有知识性、提高性和研究性的特点。在研究过程中则具有继承性、综合性和总结性的特点。其研究的重点是儿科历代著名医家的学术特长与诊疗特色；某一重要理论、重要病种的各家争鸣及见解；儿科学术发展规律及其对后世的影响等。通过开拓思路、扩大视野、丰富治法方药等途径，为创立儿科新的学说奠定基础。

儿科各家学说的内涵有广义与狭义之分。凡历代医家在儿科医学理论或治疗经验方面有一定影响者，皆属儿科各家学说研究的范围，此乃广义；能在儿科领域自成体系、别树一帜的学术理论及医疗成就，此乃狭义，是儿科各家学说研究的重点。

同一门学科中由于观点不同形成的派别称之为学派。在科学发展史上，学派的产生是学术发展的重要标志。学派之争，对理论的推广和深化起到重要推动促进作用。学派的团队研究是个人研究能力的高倍放大，它不仅能克服学术垄断、防止学术僵化，而且能把学术水平推向新的高度。

历史上有部分医家，他们在中医理论上有所建树，有自己独特的理论，有明显的倾向性，这部分医家的学术派别是显而易见的。如金元四大家就是如此，儿科学术中的寒温两派亦是如此。

也有些医家一生做了很多工作，在继承整理古典医籍方面很有成绩，留下很多著作，具有文献价值。但没有独特的见解，也没有提出新的理论和学说，未能自成一家之言，没有明显的倾向性，所以这些医家就很难在学术上划分派别，但在历史上也有其一定的影响。如刘昉的《幼幼新书》，王肯堂的《幼科证治准绳》等。

由上可见，有的医家有学派可分，有的医家无学派可言。但在儿科各家学说中，对这些医家又要予以适当的评介。这类医家不一定都明确其“学说”或“学派”，只要突出一个“家”字即可。

《中医各家学说及医案选讲义》（中医学院试用教材第一版）对金、元、明、清时期的著名医家22位，分别介绍了各家的学术思想和基本内容。这些医家在各个不同时期在学术上做出了很大贡献，并各具代表性。其中涉及儿科的只有一家——钱乙。二版教材充实为34家，但涉及儿科的亦仅钱乙一家。这两部教材均以医家为纲，学说为目，突出了一个“家”字。

三版教材，任应秋主编将古代医家分为七个学派：医经、经方、河间、易水、伤寒、温病、汇通学派。其中涉及儿科的仅钱乙、石寿堂、恽铁樵三家。该教材以学派为纲，医家为目，突出学派的学术观点。

张笑平著文反对任氏的这一分法，认为只应分为4个学派，即河间、易水、伤寒、温病学派。那么，儿科领域应该如何划分学派，有多少学派可言呢？目前尚无定论。显而易见的是寒温补泻四大学派。但不论如何归类划分，儿科各家学说是中医各家学说的组成部分。它随着整个中医学术的发展，逐渐形成具有丰富内容的临床专科学说。这些宝贵的学术成就，大多反映在儿科专著中，也有一些散在于其他著作中。由于中医著作汗牛充栋，浩如烟海，儿科医家的学术见解、经验和记述又受历史条件的局限，多兼杂并列，各有千秋，很少明确的系统的论述。其中蕴藏着许多医家各自的医学理论及脉证方药，对于同一疾病各有不同的学术见解和治疗特点。病虽一，而法各异，效必有别，但其中必有一法更契合病机，此乃自然之理。因此，这就要求我们通过深入钻研、系统整理、分析综合、举一反三，了解儿科专业基础理论的源流及其涉及的主要内容，弄清各家学术思想的特点及其相互影响，掌握各家认识疾病的观点和防治疾病的方法，撷取其中精华，综合各家之长，而不拘一家之言，进而开创新的学说，为中医儿科的教学、医疗、科研提供理论指导，更好的应变于临床，推动儿科学术的发展。

一 儿科理论体系的形成

根据我国古代文献记载，远在公元前四百多年前的战国时期，就已有小儿医、婴儿病和婴儿方书。如《史记·扁鹊仓公列传》载："扁鹊名闻天下……入咸阳，闻秦人爱小儿，即为小儿医。"《灵枢·论疾诊尺》和《素问·通评虚实论》均有婴儿病，《汉书·艺文志》载有妇人婴儿方19卷，后汉·张仲景《金匮要略》中载有小儿疳虫蚀齿方，隋·巢元方《诸病源候论》中还提到中古有巫方氏著《颅囟经》。这些有关儿科学术的记载，或十分简略，或早已佚失。可见隋以前，儿科尚未形成独立的学术体系，更谈不上各家学说的争鸣。

隋代巢元方《诸病源候论》中记载了255候小儿疾病，是较早阐述儿科疾病病因证候的篇卷。唐代孙思邈《千金要方》中，首列"少小婴孺方"，是较早记载儿科疾病理法方药的专篇；他以渊博的知识，记述了从胎儿及婴幼儿的生长发育过程，到小儿初生拭口、洗浴、哺乳和衣着等保育护理方法，又多验方，初步形成了儿科学的雏形。从明《永乐大典》中拾掇排纂，不著姓氏之《颅囟经》，是现存最早的儿科专著，一般认为是唐末宋初时的作品，由于残缺不全，又无系统的理论，故从奠定儿科学术基础言，则首推北宋儿科大家钱乙。钱氏《小儿药证直诀》，继承了《黄帝内经》(以下简称《内经》)《伤寒论》《颅囟经》等北宋以前医学成就，在儿科临床中实践了四十余年，明确地论述了小儿的生理病理特点，小儿病的诊断辨证，儿科方剂及医案，提出了不少重要论点，具有较高的学术见解，形成了我国儿科学独特的理论体系。正如《四库全书总目提要》(以下简称《四库提要》) 所说："小儿经方，千古罕见，自乙始别为专门，而其书亦为幼科之鼻祖，后人得其绪论，往往有回生之功。"嗣后，儿科学作为一门独立的临床学科而迅速发展，并逐渐形成不同的学派。

二 儿科各家学说概述

中医学治疗疾病的特点是辨证论治。历代儿科学家在临床中，按照中医的基本理论，辨证求因，审因论治，从不拘泥于某方某药或某一治法。但是，不可否认的是，中医学中的学术争鸣，势必影响到儿科领域。特别是宋代以后，不少医家结合自己的经验，各自发挥见解，相继各成一家之说。如刘完素之于火热，张从正之于攻邪，李东垣之于脾胃，朱丹溪之于养阴，故有"外感法仲景，内伤法东垣，热病用河间，杂病用丹溪"之说以及后来兴起的温病学说，这些也都贯穿于儿科学术之中，使儿科学术逐渐具有了各家学说的色彩。现从纵横两个方面概论之。

儿科主要著作评述

中医药作为中华民族的智慧结晶，历代著述甚丰。儿科医家的学术思想，主要反映于各自的著作中。根据 1961 年中医研究院、北京图书馆联合编辑的《中医图书联合目录》所载，目前能见到的儿科专著约 487 种（不包括某些著作中有关儿科的篇卷）。其中儿科通论的有 149 种，专论麻疹、风疹的有 61 种，痘疹合论的有 125 种，单论痘及种痘的有 105 种，专论惊风的有 18 种，其他方面的有 29 种。2007 年上海辞书出版社的《中国中医古籍目录》，收录了全国 150 个图书馆（博物馆）馆藏的 1949 年以前出版的中医图书 13455 种，儿科著作包含其中。在这浩繁的儿科著作中，有些著作，自成一家之说，有些则总结某一时期的儿科成就，兼附己意。现将历代较有影响的儿科著作

（包括其他著作中的儿科部分）及医家的学术成就及其渊源列表如下，以观梗概，并作举一反三之助，以期从源头上搞好继承，并有所发现，有所创新。

历代主要儿科著作简表

朝代	主要医家	儿科著作选要	类别	主要学术成就	学术源流
隋	巢元方	《诸病源候论·小儿杂病诸候》（6卷）（公元610年）	类书中的儿科部分	将儿科病分门别类列为255候，对小儿保育方法、病源、症状等均有论述，是当时记述儿科保育及疾病病因症状最详尽之篇卷	总结了隋以前的医学成就
	孙思邈	《千金要方·少小婴孺方》（1卷）（公元652年）	类书中的儿科部分	呼吁医界重视儿科，宣传无小不成大，记述胎儿、婴幼儿的生长发育过程，重视婴幼儿的护理、保健；善用大黄治新生儿实热病，初步形成了儿科学的雏形	总结了唐以前的医学成就
	王焘	《外台秘要·小儿诸疾》（2卷）（公元752年）	类书中的儿科部分	汇集唐代及唐以前数十种医学著作，分类选编而成。先论后方，内容广博丰富。除了实用价值以外，尚有保存失传古医书的历史意义，有较高的参考价值	
唐末宋初		《颅囟经》（2卷）（四库全书本）（公元619年）	儿科专著	提出小儿“纯阳”之说，论述小儿脉法及痫、癫、惊、疳、痢的证治，对火丹论述尤详，多单验方，内服方多采用丸散，内容简朴但残缺不全	
北宋	钱乙	《小儿药证直诀》（3卷）（公元1117年）	儿科专著	从五脏辨证论小儿的生理病理特点，提出小儿脏腑柔弱、易虚易实、易寒易热以及肾主虚之论。对儿种发疹性疾病，主张辛凉宣透、清利解毒；对急慢惊风提出了不同的治则；重视调护小儿脾胃；善益小儿肾阴；自拟及化裁了一系列儿科方剂。从而奠定了儿科学基础	《内经》《伤寒论》《颅囟经》

续表

朝代	主要医家	儿科著作选要	类别	主要学术成就	学术源流
北宋	董汲	《小儿斑疹备急方论》（1卷）（公元1092年）	痘疹专著	对于斑疹的治疗善于应用寒凉，反对滥施温热，对当时和后世均有一定影响，是一部较早的痘疹专书	受钱乙影响
	阎孝忠	《阎氏小儿方论》（1卷）（公元1117年）	儿科专著	创紫雪、至宝丹作为救治儿科热病神昏痉厥的重要方药	源于钱乙
南宋	刘昉	《幼幼新书》（40卷）（公元1130年）	儿科专著	整理汇集宋以前各种有关儿科学的成就，内容详尽，取材广博，因而保存了大量现已亡佚医书的内容。较早记述指纹，详细列入新生儿疾病，而关于肠胃消化疾病论述尤详，并记载了婴儿的保育法，更鉴别了惊风和痫证的不同，对惊风症开始试用有效的麻醉药“睡红散”，还收集了不少民间医生的验方	继承南宋以前的儿科学术成就
		《小儿卫生总微论方》（20卷）（公元1156年）	儿科专著	自婴儿初生以至成童，内外五官诸症无不悉备，其中记载了多种先天性畸形疾患，如骈指、缺唇、侏儒、肢废等，并明确指出新生儿脐风撮口是由于断脐不慎所致，与成人破伤风同，在《断脐论》中指出切戒用冷刀断脐，主张用烙脐饼按脐上，并烧灸脐带，并用封脐散敷裹，含消毒作用	《小儿药证直诀》
	陈文中	《小儿痘疹方论》（1卷）（公元1214年）《小儿病源方论》（4卷）（公元1253年）	儿科专著	首创用附桂、丁香等燥热温补之剂治痘疹由于阴盛阳虚而出迟或倒塌者；对小儿杂病的病源证候也有阐发	《太平惠民和剂局方》等
元	曾世荣	《活幼心书》（3卷）（公元1294年）	儿科专著	《活幼心书》颇多临床经验，对惊风抽搐一症，详究辨证，治疗有独特精确之处	师承刘直甫，得其五世祖先刘茂先儿科祖传经验

续表

朝代	主要医家	儿科著作选要	类别	主要学术成就	学术源流
明	寇平	《全幼心鉴》（4卷）（公元1468年）	儿科专著	对儿科医生的守则，服药，小儿生理、血气、禀赋、保育、调理，以及面部及虎口三关指纹望诊做了较详细的论述	总结前人兼附己意
	鲁伯嗣	《婴童百问》（10卷）（公元1506年）	儿科专著	将儿科各证设为提问，详究病源与证治，收集宏博，出方886首	融会众说自成一家
	薛铠 薛己	《保婴撮要》（20卷）（公元1555年）	丛书《薛氏医案》中的儿科部分	不仅介绍了较丰富的治疗方法，并收载了大量儿科医案，临床参考价值很大。发明烧灼法断脐以预防新生儿破伤风。论有乳下婴儿有疾必调其母，母病子病，母安子安；提倡"药从乳传，其效自捷"之说	钱乙、陈文中等
	万全	《育婴家秘》《幼科发挥》《片玉心书》等（共11卷）（公元1579年）	丛书《万密斋医学全书》中的儿科部分	对小儿生理病理特点及钱乙五脏辨证阐发较详，对儿科病的见解不少来自祖传和个人经验，理法方药极为突出。如对急惊风的发病原因论述尤为周详，指出急惊风可留下某些后遗症，其中万氏牛黄清心丸，不仅是当时治疗小儿惊风的良方，至今仍广为采用	
	王肯堂	《幼科证治准绳》（9卷）（公元1602年）	丛书《证治准绳》中的儿科部分	综括整理明代以前有关儿科文献之长，参以己意，使审证施治不偏不倚，有所遵循，所引各书均标明出处。由于引征广博，其中还保存了一些古代已佚的儿科学资料，有较高的参考价值	
	张介宾	《景岳全书·小儿则》（2卷）（公元1602年）	类书《景岳全书》中的儿科部分	对儿科杂病的证治及方剂论述较详，并对小儿生理病理特点提出了个人独特看法	
清	程云鹏	《慈幼筏》（12卷）（公元1644年）	儿科专著	除论述病候治法外，对小儿的生理脏腑特点亦有涉及，内附医案，颇多实际体会	
	秦昌遇	《幼科折衷》（2卷）（约撰于17世纪中期）	儿科专著	鉴于幼科诸书中的论治，或偏寒或偏热，或善补或善泻，遂取各家之长，故以"折衷"为书名	兼收并蓄

续表

朝代	主要医家	儿科著作选要	类别	主要学术成就	学术源流
清	夏鼎	《幼科铁镜》（6卷）（公元1665年）	儿科专著	重视望面色、审苗窍以辨脏腑寒热虚实，运用灯火疗法以治脐风、惊风等症，重视推拿疗法，对于指纹望诊和惊病的各种名目等，也提出了不同的看法，确有独特的经验	采撷诸说自成一家
	陈梦雷等	《医部全录·儿科》（100卷）（公元1726年）	综合性类书中的儿科部分	为我国历代以来最大一部医学类书，对小儿疾病分为25门，包括胎养初生护养、诊断以及各种疾病的治疗；在治法上除一般方药外，还有针灸、单方、医案等；所收医学文献，自《黄帝内经》以下至清初为止，共有120余种，且都标明出处，颇便于对原书查考。在编排上，列有关该病的历代医学文献，先为医论，后为方药，眉目清楚，便于阅读。所以对于研究儿科某一种疾病更为便利，可以省却为收集某些有关资料而翻阅多种医书之困扰。本书选列的文献资料，有一部分录自现已少见的古代儿科名著。是书对学习和研究中医儿科学，均有参考价值	
	吴谦等	《医宗金鉴·幼科心法》（6卷）（公元1142年）		把清初以前的儿科学做了一次较全面的整理与总结，内容较为丰富，其中也有一些独特的见解	
	谢璞斋	《麻科活人全书》（4卷）（公元1749年）	麻疹专著	综合各家治麻心得，间羼以自己的丰富临床经验，对于麻疹的辨证论治方法，应用药物的性能及禁忌，麻疹每个阶段辨证论治处方均做了详细的介绍，是一部较有影响的麻疹专书	采用各家麻疹之论及治疗方剂。其学术建树源于静远主人之《麻疹辨证》及《麻疹秘本》等

续表

朝代	主要医家	儿科著作选要	类别	主要学术成就	学术源流
清	陈复正	《幼幼集成》（6卷）（公元1750年）	儿科专著	条分缕析，义理明确，论治存精去浮，选取切实有效之方，多临证实践心得，并对指纹的临床意义、惊风伤寒痉病、杂病诸搐等证治的区别，儿科专用药，特别是寒凉药的应用等理论问题，提出了自己独特的分析与见解，比较切于实用，为清代具有代表性的儿科学家之一	钱乙、程云鹏、夏鼎、万全等
	叶桂	《幼科要略》（2卷）（公元1764年）	儿科专著	对小儿一些杂病如伏气、风温、夏热、厥逆、疳、胀、痧、疹、惊等的辨证和方药，均做了简单的叙述	
	魏之琇	《续名医类案·儿科》（5卷）（公元1770年）	类书中的儿科部分	所辑大多为清初以前历代儿科名医验案，分类清楚，一病数案，十分翔实。使读者能明了各病的变证，从而知道各个相应的治疗方法，反映了儿科各家流派学术经验，颇多参考价值，所附按语亦多阐发，较之仅说医理似更觉妥切	
	沈金鳌	《幼科释谜》（6卷）（公元1773年）	丛书《沈氏尊生书》中的儿科部分	对于儿科诊断大法及儿科24门证候（无痘科）探源析源，阐明义理选择精当，简括扼要，又便于记诵	采撷诸家，兼收并蓄
	庄一夔	《福幼编》《广生编》（各1卷）（公元1777年）	儿科专著	《福幼编》专论慢惊风以温补为主，反对寒凉攻伐；《广生编》专论脐风用灯火疗法。可谓儿科病治则中擅长温补学派的代表医家之一	陈文中、夏鼎等
	吴瑭	《温病条辨·解儿难》（1卷）（公元1798年）	医论著作中的儿科篇卷	提出小儿稚阴稚阳之说及儿科用药不宜苦寒之戒，并对儿科四大证提出了自己的学术见解，特别对于“暑痉”的证治提出治痉之因而痉自止之说，为近年来治疗流行性乙型脑炎、病毒性脑膜炎的辨证论治法则，提供了宝贵的实践经验	叶桂等

续表

朝代	主要医家	儿科著作选要	类别	主要学术成就	学术源流
清	石寿堂	《医原·儿科论》（1篇）（公元1861年）	医论著作中的儿科篇卷	从小儿生理特点出发，对小儿疾病的病机、诊察、议治等方面，从燥湿二气、伤阴轻重立论，提出了独特的见解	叶桂、吴瑭等
中华民国	恽铁樵	《保赤新书》（8卷）（公元1936年）	《药盦医学丛书》中的儿科内容	对痧疹、惊风论述透彻，颇多切身体会。19世纪末在我国出现的中西汇通派，恽铁樵是其代表医家之一	其学术多宗钱乙
中华人民共和国	王伯岳、江育仁（主编）	《中医儿科学》（公元1983年）	儿科专著	从儿科基础理论到内、外、皮肤、五官诸疾的辨证论治做了系统论述，是新中国成立后中医儿科学术的一次总结	总结历代研究成果，反映当时学术水平
	张奇文（主编）	《儿科医籍辑要丛书》（6册）（公元1990年）	儿科专著（类书）	共6个分册。其辑要内容包括散见于历代医籍中的儿科内容，自战国至1949年新中国成立，有关儿科的论述及历代儿科专著，按成书年代先后，分门别类辑要成册，是继清代《医部全录·儿科》后又一部儿科医学类书。（2015年合编成《儿科医籍辑要》）	采撷诸家，兼收并蓄
	江育仁、张奇文（主编）	《实用中医儿科学》（公元1995年）	儿科专著	密切结合临证实际，除对儿科基础理论做了详尽论述外，在治疗方面，先按证候，后按西医学病名分类，阐述中医的辨证论治方法，反映了近10年来中医儿科学术的新水平	总结前人，反映当时学术水平
	汪受传（主编）	《中医儿科学》（公元1998年）	儿科专著	除对儿科常见病症的中医治疗进行深入阐发外，着重论述科研方法，介绍研究成果，是教育部首次指定的中医儿科硕士研究生教材	
	俞景茂（主编）	《中医儿科临床实践》（公元2005年）	儿科专著	对目前儿科临床常见病症，从实际出发，发皇古义，融汇新知，颇切中医院临床医师运用	儿科执业医师研读教材

续表

朝代	主要医家	儿科著作选要	类别	主要学术成就	学术源流
中华人民共和国	汪受传、俞景茂（主编）	《中医儿科临床研究》（公元2009年）	儿科专著	以提高文化底蕴，具备应有的基础知识，加强经典研究，提高临床技能为宗旨，传承历代中医儿科精华，全面反映现代中医儿科学术研究成果，是我国历史上第一部研究生规划教材	21世纪研究生规划教材

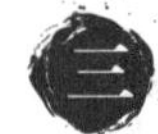

三 儿科基本理论的各家学说

儿科的基本理论，主要涉及胎禀、护养、生理、病理、病因、诊法、治法等。其中包括胎养胎教学说、胎毒学说、护养学说、纯阳学说、变蒸学说、稚阴稚阳学说、脾胃学说、寒凉学说、温阳学说、主补主泻学说、五脏有余不足学说、易虚易实易寒易热学说、折衷学说、指纹望诊学说、小儿推拿与捏脊学说等，诸家各有不同阐发。

1. 胎养胎教学说

所谓胎养胎教，主要是指在怀孕期间，除重视孕妇身心健康外，更要重视对胎儿生长发育和孕妇精神情操等方面的护养和教育。由于胎儿在母体中能够受孕妇言行的感化，所以孕妇必须谨守礼仪，给胎儿以良好的影响，这就是“胎教”。

胎教之说，较早见于《列女传》，其曰：“太任之性，端一诚庄，惟德是行，及其有娠……文王生而明圣，太任教之，以一而识百，卒为周宗，君子谓太任为能胎教。”后《诸病源候论》及《千金要方》均阐发其义，认为：凡受胎三月，逐物变化，禀质未定，若庶事清净，生子皆良，是谓外象而内感者也。

《饮膳正要》也谓：“欲子多智，观看鲤鱼孔雀；欲子美丽，观看珍珠美玉；欲子雄壮，观看飞鹰走犬。”他如宋·陈自明《妇人大全良方·胎教论》、元·朱丹溪《格致余论·慈幼论》、明·万全《育婴家秘·胎养以保真》等，都有关于胎养胎教的论述，虽然夹杂有一些玄学的色彩，但其中包含着合理的内核。后清·陈复正《幼幼集成》总结胎养胎教方面的理论，提出“胎婴在腹，与母同呼吸，共安危，而母之饥饱劳逸，喜怒忧惊，饮食寒温，起居慎肆，莫不相为休戚，古人胎教，今实难言，但愿妊娠之母能节饮食，适寒暑，戒嗔恚，寡嗜欲则善矣”，后世均从之。

2. 胎毒学说

妊娠期间受自母体毒火，或分娩之时吸入污染的羊水，因而出生之后发生疮疹诸病，胎毒是指这类疾病的病因。父母恣食肥甘，或多郁怒，或纵淫欲，或患恶疾（如梅毒等），其毒火蕴藏于精血之中，而成胎毒。明·万全《片玉心书》曰：“男女交媾，精血凝结，毒亦附焉，此胎毒之原也。”《幼幼集成》曰：“凡胎毒之发，如虫疥、流丹、湿疮、痈疖、结核、重舌木舌、鹅口口疮，与夫胎热、胎寒、胎搐、胎黄是也。”

明·江瓘《名医类案》中，载有李东垣一则医案。案中所述一对中年夫妇，连得五子，都因在一二岁时患一种“红丝瘤”病夭亡。后经东垣诊治，认为是因父母肾有伏火，孕胎之后，以气相传所致。故嘱男服滋肾丸，以泻肾中伏火，补肾阴不足，并忌酒醋辛辣等热性食物；女服六味地黄丸以养阴血，并于受胎五月之后，以黄芩、白术两味为散，连用五至七服，以清胎热。此后生三子，都健康无恙。从中可得到启示：儿科学中的胎毒，可能与某些先天遗传因素，或父母健康状况以及小儿的免疫功能有关，因而可以用药物在孕前或孕期，对父母或胎儿预先进行调治，从而起到一定的预防作用。

小儿新生之后，为解胎毒，《千金要方》提出用甘草汤、朱蜜及牛黄蜜法。明·方贤《奇效良方·初生说》提出用黄连汁法。明·徐春甫《古今医统·除胎毒》中引东垣法：“只须淡豆豉一味煎汤，与三五口，其毒自下，又助胃气。”后来薛铠在《保婴撮要·初诞法》中，又根据小儿体质特点，提出“黄连性寒，若禀母气膏粱积热者，其朱砂固能解毒，恐金石镇堕，不若只以牛黄分许，蜜调与吮为佳。世多用犀角解毒丸，其胎气虚寒虚弱者，反伤脾胃生气，甚至不育”。据张山雷《小儿药证直诀笺正》所载，近代江南每用三黄汤（大黄、黄芩、黄连）以解胎毒，很可效法。

3. 小儿护养学说

万全《育婴家秘·发微赋》谓调护若失，疾病乃生，故谚有“童子不衣裘裳”“若要小儿安，常带三分饥与寒”之说。小儿护养，为历代儿科学家研究的重要课题，总结了丰富的经验。如《诸病源候论》曰：“小儿始生，肌肤未成，不可暖衣，暖衣则令筋骨缓弱。宜时见风日。若都不见风日，则令肌肤脆软，便易损伤。皆当以故絮著衣，莫用新棉也。天和暖无风之时，令母抱至日中嬉戏，数见风日，则血凝气刚，肌肉硬密，堪耐风寒，不致疾病，若常藏于帐帏之内，重衣温暖，譬如阴地之草木，不见风日，软脆不任风寒。”《千金要方》继巢元方之说，论述更为详尽。大抵认为：小儿初生须拭口，断脐要洁，衣着不宜过暖，宜数见风日，食量宜渐加，乳儿不欲太饱，乳前须挤出宿乳等。后来南宋·陈文中提出“养子十法”：一要背暖，二要肚暖，三要足暖，四要头凉，五要心胸凉，六者勿令见非常之物，七者脾胃要温，八者儿啼未定，勿使饮乳，九者勿服轻粉朱砂，十者一周之内，宜少洗浴。总之需外慎冷热，内调脾胃。冷暖适中则外邪难扰；脾胃得健则生化无穷。明·徐春甫《古今医统》发挥了陈氏养子十法之说。

古人对小儿教育也很重视，如《育婴家秘》说：“小儿能言，必教以正言，如鄙俚之言勿语也；能行则教以恭敬，如亵慢之习勿作也……言语问答，教以诚实，勿使虚妄也；对宾客教以礼貌，勿使退避也；衣服器用、五谷六畜之类，遇物则教之，使其知也，或教以数目，或教以方偶，或教以岁月之类。如此则不但无疾，而知识亦早也。”

4. 纯阳学说

“纯阳”一词，在儿科著作中最早出现的是《颅囟经》，其曰：“凡孩子三岁以下，呼为纯阳，元气未散……”故有“小儿纯阳”之说。由于“纯阳”

一词含义较广，历代对小儿纯阳的解释也不一致。《颅囟经》所说的小儿纯阳，是在论述小儿脉法不同于成人时涉及的。指的是三岁以下的婴幼儿“元气未散”，因此用“阳”来概括小儿生机旺盛，发育迅速；用“纯”以表达小儿未经情欲克伐，胎元之气尚未耗损的生理特点。《晋书·郭璞传》里有“时在岁首，纯阳之月”之说。此处“纯阳之月”，是说春天万物生机勃勃，欣欣向荣之象；小儿初生恰似一年之春，如岁之首，如日方升，与生机旺盛的意义是一致的。

有些医家把“纯阳”理解为“有阳无阴”，如万全《育婴家秘》说：“小儿纯阳之气，嫌于无阴。”此说无论从理论上或是从实践上难于成立。阳气根于阴，阴气根于阳，无阴则阳无以生，无阳则阴无以化。小儿新生，虽气脉未调，脏腑脆薄，但阴阳已俱，因此若将“纯阳”作“有阳无阴”解，显然是不妥的。

还有些医家，把“纯阳”解释为阳旺热盛。如刘完素《河间六书》说“大概小儿病者纯阳，热多冷少也”；《小儿药证直诀·四库提要》中有“小儿纯阳，无烦益火”之说；叶天士《幼科要略》说“襁褓小儿，体属纯阳，所患热病最多”；徐灵胎《医学源流论》也有“小儿纯阳之体，最宜清凉”之说。诸家均从小儿热病的病机推断，以解释小儿疾病易于热化的机理，强调了因小儿阴不足，故病邪易从热化的一面，与阴常不足，阳常有余之说相似。其实小儿患病果有邪热消烁真阴，导致火亢阴弱的一面，也有因禀赋不足，或久病正伤，出现既有真阴不足，又有元阳衰惫之证。因此不能把“纯阳”单一地解释为阳旺热盛。

有些医家由于《说文》解释“纯”为“丝也”，故把“纯阳”解释为“阳气细弱”。如《中医各家学说》在解释钱乙学术思想时说：“纯，单丝也，细弱之义，小儿阳气细弱，故曰纯阳。”吴鞠通《解儿难》也说：“古称小儿纯阳……非盛阳之谓。”余含棻《保赤存真》中说：“真阴有虚，真阳又岂无虚……此不可徒执小儿纯阳之论。”这种解释与小儿稚阳的概念是不同的。

“稚阳”是表达小儿各种功能未臻完善的一面，而“纯阳”是反映其生长发育迅速的一面，而发育迅速这个特点是在儿科临床中不可忽视的。因此不能把“稚阳”与“纯阳”两个不同的生理特点概念混同起来。

此外，还由于道家也用“纯阳”一词，含有得道成仙，有阳无阴之意，故吴鞠通在《解儿难》中说：“古称小儿纯阳，此丹灶家言，谓其未曾破身耳。”其实这与中医学中小儿纯阳的含义迥别，故不能以词害意，而把小儿纯阳之说，只看成是道家的东西。

可见，小儿纯阳之说，含义不一。但作为一种学说，应当有一个统一的概念。鉴于其他几种含义均有一定的片面性，目前大体上把小儿纯阳之说概括为小儿生机蓬勃、发育迅速的生理特点的一个中医儿科学说。

5. 变蒸学说

小儿变蒸之说，始于西晋王叔和《脉经》，隋唐以后医家均相沿袭。所谓“变蒸”，即是小儿在出生后两周岁内的生长过程中，每隔一定的时间，即有一定的变化，可以出现身热、脉乱、汗出等症而身无大病者。三十二日为一变，二变为一蒸。“变”是指变化更易；“蒸”是指温蒸体热。变者变其情智，发其聪明；蒸者蒸其血脉，长其百骸，属于生理现象。

历代医家对变蒸的论述较多，争议也很大。巢元方《诸病源候论》说：“小儿变蒸者，以长血气也。变者上气，蒸者体热。变蒸有轻重，其轻者，体热而微惊，耳冷尻亦冷，上唇头白泡起，如死鱼目珠子，微汗出，而近者五日而歇，远者八九日乃歇。其重者体壮热而脉乱，或汗或不汗，不欲食，食辄吐哯，无所苦也。变蒸之时，目白睛微赤，黑睛微白，亦无所苦，蒸毕自明了矣，令身热脉乱，汗出，目睛不明，微似欲惊。”孙思邈《千金要方》说：“凡小儿自生，三十二日一变，再变为一蒸，凡十变而至五小蒸，又三大蒸，积五百七十六日，大小蒸都毕乃成人。”可见以上诸家均认为变蒸是小儿生长过程中的一种生理现象，有一定的时间与周期性，若不夹外感食积等病，不必治疗，均能自解。变蒸之后，小儿脏腑、情志较前又成长了一步。钱乙、薛己、万全、李梴也都宗此说。

也有些医家，虽认为小儿确有变蒸，但不能拘泥于计日而算，应按五行顺蒸变，如张山雷在《小儿药证直诀笺正》中说“古人计日而算，太觉呆板，万不可泥”，主张以体质强弱来分析判断变蒸的轻重。叶天士在《临证指南医案·幼科要略》中说：“小儿发热，最多变蒸之热，头绪烦，不能载，详于巢氏病源，然春温夏热秋凉冬寒四季中伤为病，当按时论治。”主张从辨证中予以鉴别。

也有医家，对变蒸持否定态度。如明·张景岳在《景岳全书·小儿则》中说：“凡属违和，则不因外感，必因内伤；初未闻有无因而病者，岂真变蒸之谓耶。又见保护得宜而自生至长，毫无疾病者不少，抑又何也？”清·陈复正也支持这一见解，他在《幼幼集成》中说：“余临证四十余载，从未见一儿依期作热而变者，有自生之长，未尝一热者，有生下十朝半月而常多作热者，岂变蒸之谓乎？凡小儿作热，总无一定，不必拘泥。后贤毋执以为实，而以正病作变蒸，迁延时日，误事不少。但依证治疗，自可告全。”由于此说较切临床实际，故变蒸之说渐不被医家所重视。

近年来的研究认为，变蒸学说的合理内核是总结出婴幼儿生长发育是一个连续不断的变化过程，且有一定的周期性。在生长发育过程中，形与神是相应发育、同步发展；变蒸周期是逐步延长的，年龄越小，变化越快，随着年龄增长而逐步减缓。一定年龄后小儿生长发育趋于平稳，变蒸也随之消失，这与现代美国儿科专家盖泽尔（Gesell）提出的“枢纽龄”（Keyage）的概念有一定相似之处。都认为小儿生长发育有阶段性的显著变化。

6. 稚阴稚阳学说

小儿稚阴稚阳说，见于清·吴鞠通《温病条辨·解儿难》，其曰：“小儿稚阳未充，稚阴未长者也。”吴氏的这种提法是在《灵枢·逆顺肥瘦》所说“婴儿者，其肉脆血小气弱”，以及《小儿药证直诀》谓小儿“脏腑柔弱”“肌骨嫩怯”，《小儿病源方论》所说“小儿脏腑娇嫩，皮骨软弱，血气未平，精神未定，言语未正，经络如丝，脉息如毫”等说的启发下，概括而成的。

所谓“稚阴”，指的是精血、津液，以及脏腑、筋骨、脑髓、血脉、肌肤等有形之质，皆未充实和发育完善；所谓“稚阳”，指的是各脏器组织的功能活动均属不足。所以，所谓稚阴稚阳，是指小儿无论在物质基础和功能活动上均未臻完善的意思。稚阴稚阳之说概括了小儿脏腑娇嫩、形气未充、抗病力弱的生理特点，因而外易为六淫所侵，内易为饮食所伤，一旦患病，正气易于内溃而导致阳衰阴竭，如治疗失宜，药过病所，也易使病情向反面转化。故吴氏又说：“其脏腑薄，藩篱疏，易于传变；肌肤嫩，神气怯，易于感触；其用药也，稍呆则滞，稍重则伤，稍不对证，则莫知其乡。”石寿堂《医原·小儿论》说：“小儿春令也，花之苞，果之萼，稚阳未充，稚阴未长者也。稚阳未充，则肌肤疏薄，易于感触；稚阴未长，则脏腑柔嫩，易于传变，易于伤阴。”阐发了吴氏的这一学术思想。

可见小儿稚阴稚阳之说，充分反映了小儿生长发育阶段中的体质特点，以及其与病理方面的转化关系。明确了小儿的这种生理特点，有助于理解小儿疾病易虚易实、易寒易热的病理变化，用药也可融合温凉两大学派的特点而不至于过偏。因此这对儿科临床有重要指导意义。

7. 少阳学说

小儿体禀少阳，首见于明代万全的《育婴家秘·五脏证治总论》，其曰：“春乃少阳之气，万物之所以发生者也。小儿初生曰芽儿者，谓如草木之芽，其气方盛，亦少阳之气方长而未已。”

此说源于《内经》的阴阳学说。《素问·阴阳离合论》云：“厥阴之表，名曰少阳，少阳根起于窍阴，名曰阴中之少阳。是故三阳之离合也，太阳为开，阳明为阖，少阳为枢。”《素问·阴阳类论》云：“一阳者，少阳也。”王冰注曰：“阳气未大，故曰少阳。”

小儿自初离母体，就开始了自身阴阳平衡的生长发育过程。在这个过程中阳气始终占主导地位，阳气不断生发，阴液随之不断滋生，处于“阳生阴长”的不断变化中。年龄越小，生长发育越快，因此，阳气占主导地位的阴阳动态平衡，是小儿生长发育的原动力，此是少阳学说的核心。

《灵枢·本输》说“少阳属肾”，肾者真阴真阳之所宅，主骨生髓。故小儿的生长根本在于肾。《素问·上古天真论》说：“女子七岁肾气盛，齿更发长；二七而天癸至，任脉通，太冲脉盛，月事以时下，故有子；三七肾气平均，故真牙生而长极……丈夫八岁肾气实，发长齿更；二八肾气盛，天癸至，精气溢泻，阴阳和，故能有子；三八肾气平均，筋骨劲强，故真牙生而长极。”因此说，少阳主小儿的生长发育。

小儿的生长又关乎肝。《幼科发挥·五脏虚实补泻之法》曰：“肝常有余……盖肝乃少阳之气，儿之初生，如木方萌，乃少阳生长气，以渐而壮，故有余也。”少阳在脏象征着肝，在腑象征着胆，在人体象征着少火，是人体生生不息的生命之源。此即《素问·阴阳大论》所云“少火生气”之意。少火实乃少阳。小儿体禀少阳，阳气偏旺，有利于由不完善到完善，由不成熟到成熟的成长过程，少阳学说所强调的小儿阳气偏旺的特点，表现在“阳常有余”“肝常有余”“心常有余”诸方面。

张锡纯在《医学衷中参西录》中云：“盖小儿虽为少阳之体，而少阳实为稚阳也。”也就是说小儿虽然阳气偏盛，生长迅速，但相对成人而言，小儿少阳之气仍处于稚嫩和脆弱的稚阳状态，阴精也处于相对不足的稚阴状态。因此，少阳学说从另一方面展现了“稚阴稚阳学说”所指出的脏腑娇嫩、形气未充的生理特点。

小儿由于体禀“少阳”，故患病后以热证为多，易动肝风而现抽搐，易扰心神而怯弱，易耗阴精而脱水，易寒易热，易虚易实，易现寒热虚实夹杂的状态。

可见少阳学说既弥补了“纯阳学说”对小儿阴阳二气稚嫩不足的阐述，同时又避免了“稚阴稚阳学说”单纯强调小儿脏腑娇嫩、阴阳二气稚弱，而忽略生机蓬勃、发育迅速、活力充沛的生理特点一面。因此可以说，少阳学说高度概括了“纯阳学说”和“稚阴稚阳学说”，更合理的体现了小儿的体质特点。

8. 脾胃学说

脾胃学说是研究脾胃的生理病理特点，注重脾胃功能的健全，从而防治疾病发生发展的医学理论，是中医学脏腑病机理论的重要组成部分。脾胃的健全与否，是小儿生长发育所依赖的物质基础是否充实以及是否健壮的重要标志。儿科学上的脾胃学说正是围绕这个“后天之本”展开的。

脾胃学说源于《内经》，后《难经》《伤寒论》《金匮要略》等均有发展，但大多以成人立论。而钱乙则承上启下，将《内经》及宋以前的脾胃学说，首先运用于儿科，对小儿脾胃的生理、病理以及辨证论治等方面，有许多精辟的论述及独到的见解，对后世儿科学的发展及李东垣的脾胃学说理论启示甚大。钱乙说“脾主困”（《小儿药证直诀·五脏所主》），“脾胃虚衰，四肢不举，诸邪遂生”（《小儿药证直诀·腹中有癖》）。万全则提出“脾常不足”之说，特别重视饮食调节对脾胃的重要性，提出节戒饮食也是小儿防病的主要手段，指出：“胃者主受纳，脾者主运化，脾胃壮实，四肢安宁，脾胃虚弱，百病蜂起。故调理脾胃者，医中之王道也；节戒饮食者，却病之良方也。”（《幼科发挥·原病论》）

明·李中梓从小儿脾胃特点出发，阐述了“脾为后天之本”的著名论点：“盖婴儿既生，一日不再食则饥，七日不食则胃肠涸绝而死。经云：‘安谷者昌，绝谷者亡。’胃气一绝，百药难施。一有此身，必资谷气，洒陈于六腑而气至，和调于五脏而血生，而人资之以为生者也，故曰：后天之本在脾。”（《医宗必读·肾为先天本脾为后天本论》）清·叶天士在《脾胃论》的基础上，进一步阐发了脾胃升降理论并创立了胃阴学说，既重视脾升，又重视胃降，善用甘平或甘凉濡润以养胃阴，适用于脾阴不足，胃有燥火之证。使脾胃分治之说更为彰明。

脾胃学说强调人以胃气为本，有胃气则生，无胃气则死。脾胃是人体气血生化之源。元气的充沛、脏腑的健壮与脾胃功能是否健全息息相关。“四季脾旺不受邪”（《金匮要略·脏腑经络先后病脉证并治第一》），脾胃之气既伤，则元气不能充，疾病之所由生。“疳皆脾胃病，亡津液之所作也”（《小儿药证直诀·诸疳》）。可见，脾胃失调，百病丛生。脾胃健全与否在儿科发病学及治疗学上至关重要。因此，重视和善于调治小儿脾胃，是脾胃学说的特色所在，而这种学说的形成又与脾胃在小儿时期重要的生理作用以及脾胃病在儿科临床上有较高的发病率密切相关。

小儿生机旺盛，发育迅速，但脏腑幼嫩，气血虚弱，脾胃的运化功能尚未健全，这就形成了营养需求大而消化负担重的矛盾；加之小儿饮食不能自节，生活不能自理，一旦冷热饥饱无度，则脾胃纳运之功能更易紊乱而出现纳呆、吐泻而导致消化不良、营养吸收不良的积滞、疳证、泄泻、虫证等脾胃病，所以小儿脾胃疾病尤多。调治小儿脾胃病时力求攻不伤正，补不碍邪，冷去不热，热去不冷，采用消补兼施、寒热并投、以通为补、力求柔润，以及脾健不在补而贵在运等法，以适应小儿脾胃的虚实寒热之变化。脾胃一健，肺气得养，心血得滋，肾水得制，肝阳得御，五脏得安，则不治咳而咳自愈，不治喘而喘自平，不治肿而水自利，不安神而神自宁。

钱乙“脾主困”之说颇多歧义。《小儿药证直诀·五脏所主》指出：“脾主困，实则困睡，身热饮水；虚则吐泻生风。”困即瞌睡倦怠之意，与心主惊、肺主喘、肝主风所表达的各脏主证相同，应该是一个证候，用“困”涵盖脾经虚实两大证候类型。《小儿药证直诀笺正》说：“盖脾热则清阳不司布护，故懒倦而多眠……又脾为湿困者，亦多睡眠。”但万全《幼科发挥·脾所生病》中说：“脾主困，谓疲惫也，非嗜卧也。”也就是说“困”是指病机病理，而非症状，是脾气疲惫，脾失健运的概括，是脾湿胃燥、脾升胃降、脾化胃纳失于协调的代名词。因而其治疗重在助其运化，升其清浊，斡旋中气，解除湿困，以复其坤静之德，乾健之运。

嗣后张洁古提出“脾主湿”之论，逐渐取代钱乙“脾主困”之说，但万全的“脾常不足”说，进一步创新了“脾主困”之论。

现代研究提示小儿时期胃酸和消化酶分泌不足，酶活力差，胃肠道分泌型 IgA 低，正常肠道菌群尚未建立，胃肠互动功能易于紊乱，这些均系脾常不足的客观指标。

9. 寒凉学说

寒凉学说强调小儿体禀纯阳，患病后易从阳化热，所见阳证、热证较多，主张治以寒凉的学术观点。

孙思邈指出小儿用药与成人不同之处，在于药量稍轻与药性偏凉，其善用苦寒泻下的大黄治疗新生儿的实热证。唐末宋初的儿科专著《颅囟经》指出三岁以下的小儿为“纯阳”之体。钱乙在《小儿药证直诀》五脏辨证中详于五脏热证，略于五脏寒证，并从《金匮要略》肾气丸中去桂枝、附子，名地黄丸，专补小儿肾阴；用生犀散、凉惊丸等寒凉之剂治疗小儿多种出疹性热病，用大青膏治疗伤风，并认为热病愈后勿温补，热必随生；再及其所创制的抱龙丸方名含义诸方面，通常认为钱乙是儿科寒凉学说创始人。故有“小儿纯阳，无烦益火”(《小儿药证直诀·四库全书提要》)之论。北宋时期天花、麻疹等发疹性传染病流行，与钱乙同时期的儿科医家董汲善用寒凉，反对妄施温热，认为“小儿斑疹，本以胎中积热，及将养温厚，偶冒中热，故乘时而作”(《小儿药证直诀·斑疹备急方论》)，善用青黛、大黄、白虎汤等寒凉之品；阎孝忠将紫雪、至宝丹作为救治儿科热病神昏的重要方药。金宋元时期外感热病与火热病盛行，经方、局方难以奏效。刘完素在继承总结前人的理论与经验的基础上，发现六气之中，火居其二，《内经》病机十九条中火热居其七，认为火与热是导致人体多种疾病的重要因素，提出“六气皆从火化”之说，倡导苦寒泻火，成为中医学中寒凉学派的代表医家；突破《伤寒论》温药发表、先表后里的成规，把解表法从辛温转向寒凉，进而影响到儿科学术的发展及温病学说的形成。清代叶天士认为“襁褓小儿体属纯阳，所患热病最多”(《临证指南医案·幼科要略》)，对小儿四时外感杂病，如伏气、风温、夏热、厥逆、疳、胀、痧、疹、惊等病症，主张清热解毒、寒凉撤热。吴鞠通所拟桑菊饮、银翘散、清营汤、清宫汤是小儿外感热病常用的良方。近代寒凉学说的代表人物是上海（原籍江苏武进）名医奚晓岚，认为仲景六气之中重视寒之一气，其余五气论述较简，其间所论之风亦多寒中之风，所论之温亦寒中之温，小儿体属纯阳，适用辛凉者多，辛温者少；治疗小儿疾病，留得一分津液，便有一分生机，立法重在清热保津，药多寒凉滋润。

寒凉学说认为小儿处于生长发育过程中，其蓬勃生机表现阳常有余、心常有余、肝常有余之象。小儿体禀纯阳，六淫之邪不论从皮毛而入或从口鼻而受，均易火化，发热惊厥、乳蛾口疮、肺炎喘嗽、便秘肛裂、痢疾泄泻、疖肿疮疡等病，以实证、热证居多，即使是寒证，也易热化，主张清凉解表、苦寒清里、柔润育阴；外感热病当用寒凉清解邪热，内伤杂病要注重使用甘凉药养阴生津；慎用或不用辛温燥热、劫津伤阴之剂，或在辛温之中兼以寒凉，温燥之中伍以滋润，皆系此意。

小儿生机旺盛，生长发育迅速，阳气自然有余，易化火化热，热证较多，热者寒之是基本的正治法则。因此，寒凉学说丰富了儿科基础理论的内容，并广泛用于临床治疗。特别是体质壮实、病程尚短、实热证候明显的病证，应用寒凉学说指导治疗能够提高临床疗效，有着普遍应用价值。由于小儿易寒易热，凉之易生寒，寒之易损阳，育阴易恋邪，故用药治疗时也必须分辨小儿体质阴阳之偏胜。偏于火者病温病热，火热之病则凉之寒之；偏于水者病清病寒，寒水之病则温之热之。各救其偏，以抵于平。因此，寒凉清热护阴的治疗方法也要在辨证论治的前提下使用。

10. 温阳学说

温阳学说认为小儿系稚阳之体，力倡固养小儿元阳，用温阳扶正为见长的学术观点，是儿科各家学说的重要组成部分。早在《内经》中就有“阳气者，若天与日，失其所则折寿而不彰，故天运当以日光明”以及“阴阳之要，阳密乃固”（《素问·生气通天论》）之论。后世认为人有阳，如天之有日，日不明则天昏地暗；阳不固则人寿夭折；阳气固秘，阴精才能内守。强调阳气在人体的重要地位。尤其是小儿阶段，阴阳二气均较稚嫩，必须时时处处注意固护，主张元阳为本，亟当固养，用温阳扶正之法治疗儿科病。

儿科领域的温补学派，大致自南宋陈文中渐趋明显。当时痘疹等传染病流行，严重威胁小儿生命，成为儿科领域里的重要研究课题。陈文中对钱乙用寒凉药治疗痘疹提出异议，认为天地万物遇春而生发，至夏而长成，痘疹之病，脏腑调和则血气充实，自然易生易靥，若妄投寒凉之剂，恐冷气内攻，湿损脾胃，以致腹胀喘闷、寒战啮牙而难治。在用药的性味上，认为药性温则固养元阳，凉则败伤真气。故秉承《太平惠民和剂局方》之学，创桂枝、附子、丁香等燥热之剂，治疗痘疹由于阴盛阳虚而出迟倒塌者，成为痘疹用温补的创始人。嗣后各家争议渐渐超出痘麻范围，扩展到儿科外感疾病及内伤杂病诸方面。如明代薛铠、薛己、张景岳主张温补小儿脾肾，以治本为第一要义而慎用寒凉。清代夏鼎则倡灯火疗法治疗小儿脐风；庄一夔专论慢惊用温补，反对寒凉攻伐。吴鞠通说：“儿科用苦寒，最伐生生之气”“小儿之火，惟壮火可减，若少火则所赖以生者，何可恣用苦寒以清之哉！”（《温病条辨·解儿难》）近代温补学说的代表人物是上海儿科名医徐小圃，提出扶阳抑阴、燥湿固中的治疗方法，以扶正祛邪，使阳气得以固守而危重之证得以转危为安。像夏季热这样的热证，所拟定的温下清上汤，黄连与附子并用，可见其注重温补之一斑。

小儿时期阴阳之气均较稚嫩，尤以肺脾肾三脏最为突出，而阳气是人身之大宝，无阳则阴无以生。阳气在生理状态下是全身的动力，在病理状态下又是抗病的主力，因此必须时时处处加以固护，一旦受损，外邪易袭，饮食易伤。外感时行疾病的病程，正是阳气奋起抗邪的过程，治疗重在扶助阳气以祛除邪毒，若恣用寒凉，妄加消导，正气易伤，阳气易损。只有固护阳气，抗邪外出，使气血和营卫昌，则客邪易散正气易复。尤其是在素体阳虚，胎元之气孱弱，生命活力低下，病情迁延失治误治，阳气耗损，生命垂危之际，重用温补药物救治尤为重要。

外感初起，风寒郁于肌表，虽身壮热，但无汗泄，此时正气尚盛，多用辛温之剂开宣肺气，使邪从汗而出，正气乃复。若正气不支，邪陷肺闭，可用温阳扶正以驱邪外出。久泻婴儿脾伤及肾，气阳不足，命火式微，当温补脾肾，助火生土，可用桂枝、附子、人参、黄芪，若正气将溃，生命垂危之重证病例以及各种坏证，运用温补学说的理法方药可出奇制胜。如用温振心阳治麻疹肺炎合并心力衰竭；温运脾阳、温脾燥湿治疗脾阳不振，虚寒泄泻；温中建中治胃炎，温脾化湿治癫痫，温壮元阳治胎怯，温阳固胞治尿频，温卫和营治反复呼吸道感染，温阳化湿治久热等，足见温补学说应用之广泛。

后世评论钱陈两家得失的很多。大概宗河间者主寒凉，与钱乙相近；宗东垣者主温补，与陈氏为伍。其实钱氏治痘用寒凉泻下之法，是有感于当时流俗用温热之药而发的；而陈氏治痘用燥热之剂，则秉承《太平惠民和剂局方》之学。以致后世成为宋元以来治痘之寒温二派，并影响到儿科领域的各个方面。

11. 主补主泻学说

在儿科领域中，除有主寒主温之异外，尚有主补主泻之不同。巢元方《诸病源候论·小儿杂病诸候·养小儿候》曰：“小儿始生，生气尚盛，无有虚劳微恶则须下之，所损不足言，及其愈病，则致深益，若不时下，则成大疾，成则难治矣。”唐代孙思邈对初生小儿的疾病，也善用大黄泻下。嗣后《普济方·婴孩篇》中配伍大黄的方剂就有百余首，以治小儿热积、下痢、疮毒、黄疸诸疾。

从《小儿药证直诀》的记载来看，当时医界习用大黄、巴豆、牵牛、铅粉等攻下之法治儿科病。钱乙则大加反对，认为“小儿易虚易实，下之既过，胃中津液耗损，渐令疳瘦”，并说：“小儿之脏腑柔弱，不可痛击，大下必亡津液而成疳。”强调固护小儿脾胃之气，并提出“肾主虚”及“脾胃虚衰，四肢不举，诸邪遂生”之论，反对妄攻误下，主张固护脾肾气阴。这一学术见解，为明代薛己、万全等所推崇。薛己的治学中心，是以脾胃肾命为主，以治本为第一要义，所以他的医案中，大多数是脾肾亏损的治案，用药又偏于温补而慎用寒凉，这与薛氏其他学科内的学术思想是一脉相承的。万全也在《片玉心书・小儿治法》中提出：“小儿月内，肠胃甚脆，气血未充，若有微疾，不可妄施补泻，恐脏腑一伤，将贻患终身，或致夭命矣，可不戒哉！如不得已而用汤丸，毋伐天和，中病即止，又不可过剂也。”

12. 五脏有余不足学说（三有余、四不足学说）

宋代钱乙《小儿药证直诀》从小儿的肾气特点立论，首先提出“肾主虚”之说，元《丹溪心法・小儿》已有小儿“肝只是有余，肾只是不足”之说。嗣后，明代万全，根据钱乙的五脏虚实证治，提出了肝常有余，脾常不足，肾主虚；心常有余，肺常不足，阳常有余，阴常不足之说。见于其所著《育婴家秘》之中。

小儿具有生长旺盛、发育迅速的生理特点。这种生理特点，从藏象学说分析，与肝关系最为密切，这是因为肝为刚脏，主人体生发之气，肝气生发则五脏俱荣之故。但小儿真阴未足，柔不济刚，若有邪客，风热相搏，易致搐搦。《小儿药证直诀》立泻青丸泻肝之实，未出补肝之方，是谓肝气有余而多实证，因此对急惊一类的肝经病证多采用平肝息风之法。若肝虚需补，每用地黄丸补肾以滋肝，壮水以荣木。故后有肝常有余之说。

脾为后天之本，生化之源，小儿生机蓬勃，发育旺盛，但脏腑幼嫩，消化力薄，这就形成营养需求大和消化负担重的矛盾。加上小儿饮食不能自节，生活不能自理，一旦冷热饥饱失度，脾胃纳运功能易于紊乱而出现纳呆、吐泻及疳证、积证等脾胃病。同时，其他脏腑疾病，如药物使用不当，也常常影响脾胃运化功能或损伤其中气。所以，小儿内伤尤以脾胃病为多。《小儿药证直诀》除立泻黄散泻脾经伏热外，又立益黄散（理气健脾），调中丸、温中丸（补气温中），藿香散（滋阴化湿），异功散（补气理滞），白术散（补气生津）等剂，处处顾及脾阳胃阴。故后有脾常不足之说。

心属火脏而恶热，小儿生长旺盛，肝常有余，则心火易旺，易现昏愦、发疹之症。故后有心常有余之说。

肺为华盖，外合皮毛，开窍于鼻，小儿肺气娇弱，肌腠不密，六淫疫疠之邪不论从皮毛而入或从口鼻而受，均先及于肺。加上小儿脾常不足，脾虚则肺气弱，卫外不固，罹患外感者常有之。故后有肺常不足之说。

肾为先天之本，小儿之禀赋根于父母，出生之后又赖后天水谷之滋养。禀赋不足则肾气先虚，若后天又失调养则肾精失于填充。肾为蛰脏，受五脏六腑之精而藏之，小儿脏腑柔弱，肾中阴血每感不足。《素问·上古天真论》说“女子七岁肾气盛，齿更发长……丈夫八岁肾气实，发长齿更”，可见小儿肾气未充、天癸未至而无欲念。肾主骨，虚则骨骼生长不利，容易变形，出现鸡胸、龟背、手镯、囟门迟闭，以及齿迟、立迟、行迟之证。肾主二便，小儿三岁以内，二便尚不能自控，此皆肾主虚之征象。故《小儿药证直诀》有“肾主虚”之说。

由于小儿时时处在由不成熟到逐步成熟的成长过程中，生长发育旺盛，因而营养物质就相对不足。所以小儿患病后，初起一般为实证多、热证多，而且容易出现阳热亢盛以及津液耗损的现象，有利的是其再生和修复的能力较成人为强，康复也快。因此，钱乙十分注意寒凉清热、酸甘化阴，特别是详于五脏热证而略于寒证，而且从《金匮》肾气丸中去桂附二味（名地黄丸）专补肾阴。故后有小儿阳常有余、阴常不足之说。

13. 易虚易实、易寒易热学说

小儿易虚易实之说，首见于巢元方《诸病源候论·小儿杂病诸候·养小儿候》：“小儿腑脏之气软弱，易虚易实。”详细论述小儿易虚易实、易寒易热的病理特点，把它作为儿科疾病的辨证要领的是宋代儿科学家钱乙。他提出了小儿“脏腑柔弱”“易虚易实”“易寒易热”（《小儿药证直诀·序》）。“小儿易为虚实，脾虚不受寒温，服寒则生冷，服温则生热，当识此勿误也”（《小儿药证直诀·诸疳》)，并立五脏辨证，系统论述了小儿脏腑的虚实寒热证候及其主治方剂，使小儿易虚易实，易寒易热的病理特点与临床辨证论治紧密结合起来，从而奠定了中医儿科学的病理特点的理论基础。明·万全《育婴家秘》进一步阐发了钱氏的这一学术见解。

14. 折衷学说

折衷学说将儿科医家的寒温补泻学说兼收并蓄，折中其间的医学观点。儿科领域里有些医家主张寒凉，也有些医家主张温补。由于钱乙强调了小儿易虚易实、易寒易热之病理特点，认为小儿“脾虚不受寒温，服寒则生冷，服温则生热”(《小儿药证直诀·诸疳》)，故儿科范围内的寒温补泻学说，似不如他科之偏执，而在明清时期逐渐形成了折衷学说。

元·朱震亨是折衷学说的先驱，他对钱乙用抱龙丸、百祥丸、生犀散等寒凉之品治疗痘疹，以及陈文中用桂枝、附子、丁香等温燥之品治疗痘疹，折中期间，用解毒、发表、和中三者兼用，创立了治痘之另一法门。嗣后明·万全认为“大抵小儿易虚易实，调理但取其平，补泻无过其剂”(《幼科发挥·小儿正诀指南赋》)，用药较为平和。清·秦昌遇因虑“幼科诸书，非偏寒偏热之误，便喜补喜泻之殊，予故僭而折衷之”(《幼科折衷·前言》)，遂以“幼科折衷”名书，可谓儿科折衷学说中具有代表性的医家之一。清·沈金鳌说“古人治幼儿，或专攻，或专补，或专凉，或专热，皆有偏处。是书宗旨一以中和当病为归，不敢偏于攻补凉热”(《幼科释谜·凡例》)，主张折中其间。

小儿为稚阴稚阳之体，阴阳二气均较稚弱，患病之后虚实寒热的变化较成人为快，法当攻不伤正，补不留邪，热不动火，寒不损阳。万全说：“辛热走气以耗阴，苦寒败阳而损胃”(《幼科发挥·小儿正诀指南赋》)；“小儿月内，肠胃甚脆，气血未充，弱有微疾，不可妄施补泻，恐脏腑一伤，将贻患终身，或至夭命矣，可不戒哉！如不得已而用汤丸，毋伐天和，中病即止，又不可过剂也”(《片玉心书·胎毒门》)。

折衷学说指导儿科用药要慎之又慎，尤其是药性猛烈之品更要小心谨慎，不可偏颇。这种既能兼收并蓄，贯众家之长，又能扬长避短，切合小儿生理病理特点的学说，对儿科来说更为平正和实用。

15. 指纹望诊学说

周学海《脉义简摩》称望指纹肇始于《内经》。《素问》“皮部论”“经络论”等篇，都有观察络脉变化的记载，《灵枢》“经脉”篇中也有“胃中寒，手鱼之络多青矣；胃中有热，鱼际络赤，其暴黑者，留久痹也”的论述，但部位并未涉及手指，更未把望络脉变化作为一种诊法具体应用于小儿。

孙思邈《千金要方·少小婴孺方》，首将《内经》中的诊络脉法，应用于诊察小儿手掌、鱼际乃至指端的络脉。在其“少小婴孺方惊痫第三”有“鱼际脉赤者热，脉青大者寒，脉青细者为平也”。“脉在掌中尚可疗，若至指则病增也”的记载，但尚未涉及虎口三关等望诊内容。

明确记载诊察小儿指纹的现存最早医书乃南宋·许叔微的《普济本事方·小儿病》：“凡婴儿未可辨脉者，俗医多看虎口中颜色与四肢冷热验之，亦有可取。予亦以二歌记之。虎口色歌曰：紫风红伤寒，青惊白色疳，黑时因中恶，黄即困脾端。”其后《小儿卫生总微论方》及刘昉的《幼幼新书》亦为载有指纹的较早古籍。

指纹望诊的内容，诸家论述甚多，就拿指纹形状来说，《小儿卫生总微论方》述有10种；《保婴撮要》《幼科准绳》《幼科释谜》《全幼心鉴》均载有13种，《医宗金鉴·幼科心法》载有20种，熊应雄《小儿推拿广意》则分为49种形状，其中之繁杂，使后学莫衷一是，故清·陈复正《幼幼集成》从临床实际出发，将论述繁杂的小儿指纹望诊，重点放在浮沉分表里、红紫辨寒热、淡滞定虚实、三关测轻重等方面，为后世所效法。

对于指纹望诊的实际意义，也有医家表示反对。如明·张景岳、清·夏禹铸等。张氏认为“三岁以上当察虎口寅卯辰，风气命三关说，其中可取者惟曰：脉从寅关起不至卯关者易治，若连卯关者难治，若寅侵卯，卯侵过辰者，十不救一。”夏氏更认为：“摹看手指筋纹，乃医家异教……常见筋透三关，竟无病者，亦有病时透三关，而必不亡者。”故主张废除。张、夏二氏所论未免过偏。因婴幼儿不能用言语陈述自己的病情，加上切脉部位短小，就诊时常啼哭叫扰，影响气息脉象，所以古人创指纹诊法，以助四诊之不足，《幼幼集成·指纹切要》中说：“亦医中望切两兼之意也。”直到现在，在儿科临床上还是以指纹的变化作为诊断危重疾病时的参考。特别是当出现微循环障碍、弥漫性血管内凝血（DIC）需特别注意指纹的变化。

16. 小儿推拿与捏脊学说

推拿疗法，始起于我国古代之按摩，也称按跻、膏摩、跻摩等，它是一种起源很早的治疗疾病的方法。《素问·血气形志》篇中就有“形数惊恐，经络不通，病生于不仁，治之以按摩醪药”的记载；《史记·扁鹊仓公列传》中亦载“扁鹊治虢太子暴疾尸厥之病，使子明炊汤，子仪脉神，子术按摩”，说明数千年前这一疗法，已在临床上广泛应用，大约于16、17世纪广泛应用于儿科，成为儿科治疗中的一门专科。

小儿推拿自成体系，流派众多，独具一格。明初以后，有四明陈氏《小儿按摩经》（此书收集在《针灸大成》内）《小儿推拿秘诀》、龚云林《小儿推拿方脉活婴秘旨全书》等专著问世，清代也有不少小儿推拿专著，影响较大的有《小儿推拿广意》《幼科铁镜》《幼科推拿秘书》《厘正按摩要术》等。由于小儿脏腑柔弱，用药较为困难，故用推拿补泻手法，一有疾病，即可医治。手到病除，故推拿在儿科中应用深受病家欢迎。张山雷在《小儿药证直诀笺正》自序中，自谦地说“若至儿医，则不晓推拿手法，岂敢觍颜以编撰幼科专书，贻讥大雅”，可见小儿推拿实为儿科中不可缺少的一种疗法。

小儿推拿手法有的虽与成人相同，但除手法宜轻快柔和外，又有特定名词术语以说明一定的操作技能，治疗穴位也和成人有所不同。

捏脊是小儿推拿法的一种，此法多适用于小儿疳积，故又称“捏积”，《肘后方·治卒腹痛方》有“拈取其脊骨皮深取痛引之，从龟尾至顶乃止，未愈更为之”的记载。

所谓捏脊，实际是推、捏、拿三种手法作用的综合运用，是在推的过程中进行捏拿，其中以推为主。具体手法：两个食指抵于皮肤之上稍着力于皮下组织，与两拇指相对用力捏提皮肤，沿督脉连续推、捏、拿。三种手法，必须配合协调，用力柔和连续均匀，推捏后背部皮肤稍红即可。

因督脉主一身之阳，各脏腑的经脉都与督脉相连，又因督脉旁开一寸是各脏腑的俞穴，督脉一通则诸脉亦通。督脉属阳主气，任脉属阴主血，又有气行则血行、气滞则血滞之说，气通则统血而行。因此捏拿督脉，阳气通行，统血而行，气血旺盛而脏腑功能得到调节，使停滞在胃肠内的积食通过大肠排到体外，从而达到治疗积滞的目的。

四 儿科各家学说对中医学理论体系的影响

儿科自从成为一门内容丰富的独立学科后，就对中医学产生很大的影响，其中影响最大的医家首推钱乙。明·宋濂谓：“钱乙深得张机之阃奥，而撷其精华，建为五脏之方，各随其宜。肝有相火，则有泻无补；肾为真水，则有补无泻；皆启《内经》之秘。世以婴医目之，何知乙之浅哉。”现分述如下。

1. 钱乙学说对儿科学的影响

钱氏对小儿生理病理特点的见解及提出的儿科五脏辨证纲领，注重小儿脾胃，化裁和自拟众多儿科方剂，奠定了中医儿科学的发展基础，与钱氏同时的董汲、阎季忠，都是钱氏学术的崇拜者。嗣后，南宋·刘昉《幼幼新书》及不著姓氏之《小儿卫生总微论方》几乎全部收载了《小儿药证直诀》论证、医案、方剂；明·薛铠《保婴撮要》阐发了钱氏五脏辨证说，并注释《小儿药证直诀》，薛己增补了验案，以阐述钱氏之学；鲁伯嗣《婴童百问》广采钱氏之说以作问答；此外，清代周震《幼科指南》、陈复正《幼幼集成》等儿科学家，也都远淑钱氏。然而，在儿科学方面受钱氏学术思想影响者，以明代万全、清代吴瑭、民国时期的恽树珏三氏为最大。

（1）万全阐发钱氏五脏辨证说

五脏辨证是《小儿药证直诀》的主要内容，也是全书的总纲，反映了钱氏儿科学术特点。钱氏认为小儿五脏热病，因外邪入里化热，或它脏移热转变，多为实证。其中心、肝多实热，肾无实热；肺、脾则虚实热俱备。小儿五脏热病，在面部均有一定的反映。五脏寒证，除肺感外寒及脾胃虚寒外，均未作详论。钱氏五脏补泻方中，心、肺、脾三脏有补有泻；肝则有泻无补，肾者有补无泻。万全根据钱氏的上述见解，从而悟出五脏之中肝常有余，脾常不足；心常有余，肺常不足；肾常虚；以及阴常不足，阳常有余之说，阐发了钱氏的言外之意。

万全认为"盖肝之有余者，肝属木，旺于春，春乃少阳之气，万物之所资以发生者也。儿之初生，曰芽儿者，谓如草木之芽，受气初生，其气方盛，亦少阳之气方长而未已。故曰肝常有余，有余者乃阳自然有余也。脾常不足者，脾司土气，儿之初生，所饮食者乳耳，水谷未入，脾未用事，其气尚弱，故曰不足。不足者，乃谷气之自然不足也。心亦有余者，心属火，旺于夏，所谓壮火之气也。肾主虚者，此父母有生之后，禀气不足之谓也。肺亦不足者，肺为娇脏，难调而易伤也。脾肺皆属太阴，天地之寒热伤人也，感则肺先受之；水谷之寒热伤人也，感则脾先受之；故曰脾肺皆不足。"（《育婴家秘·五脏证治总论》）可见后世所论小儿五脏之"有余""不足"之说，其源实出于钱氏，其说实倡于万全。

此外，万全遵守钱氏的五脏证治法则，而对于脾胃病则又有阐发，认为小儿乳食不调，易饥易饱，"饱则伤胃，饥则伤脾；热则伤胃，寒则伤脾"，"故小儿之病，胃病最多"，"若五脏有病，或补或泻，慎勿犯其胃气"，并提出具体的调治之法："脾热者泻黄散，胃热者人参白虎汤，脾胃寒者理中汤丸，脾胃虚者异功散、调元汤、人参白术散、养脾丸，伤食者，消积丸、保和丸。宿食成积者枳术大黄丸，已成疳者集圣丸"，若小儿少食而易饱，"胃之不受，脾之不能消，宜运脾之阳，养胃之阴”，用钱氏异功散合小建中汤主之，万全赞赏钱氏“吐泻久则生风”“饮食伤则成疳”“诸疳皆脾胃病”的观点。丰富了钱氏小儿脾胃学说的内容。

（2）吴瑭阐发钱氏小儿体质说及儿科用药论

吴瑭是清代著名温病学家，他一生中总结了叶天士《临证指南医案》的学术成果，结合自己的实践经验，总结而成《温病条辨》一书，从三焦立论，阐发叶氏温热学说，其中《解儿难》一卷，实阐发了钱氏学术思想。《解儿难》中提出了“稚阴稚阳”之说，充分反映了小儿生长发育阶段中的体质特点以及与病理方面的转化关系。概括了小儿脏腑娇嫩、形气未充，抗病能力弱的生理特点，因而外易为六淫所侵，内易为饮食所伤，一旦患病，正气易于内溃而导致阳衰阴竭，如治疗失宜，药过病所，也易使病情恶化。故吴瑭阐述说：“其脏腑薄、藩篱疏，易于传变；肌肤嫩、神气怯，易于感触；其用药也，稍呆则滞，稍重则伤，稍不对症，莫知其乡。”实是阐发了钱氏“脏腑柔弱”“肌骨嫩怯”“易虚易实”“易寒易热”的小儿生理病理特点。

钱氏认为慢惊风的病机是“无阳”，是“脾虚生风”，因而是一种虚寒性的脾胃病，治当“温补”。吴瑭则认为“病久而痉者，非伤脾阳，肝木来乘，即伤胃汁肝阴，肝风鸱张。一虚寒，一虚热，为难治也。……如夏月小儿暑湿泄泻暴注，一昼夜百数十行，下多亡阴，肝乘致痉”（《解儿难·湿痉或问》），因而立连梅汤滋养津液，用大小定风珠、三甲复脉汤填阴柔肝，以治因胃津耗损、肝肾阴竭而致心神愦乱、虚风暗动，搐搦瘛疭之痉。可谓继钱氏后，对慢惊风用滋补法治疗的一大进展。

此外，吴瑭从小儿体质出发，从钱氏地黄丸悟儿科用药论“小儿，春令也，东方也，木德也，其味酸甘”，认为调小儿之味，宜甘多酸少，钱氏地黄丸正是补益小儿的标准方剂。吴瑭反对恣用苦寒，以存阴退热为第一妙法。“而存阴退热，莫过于钱氏六味之酸甘化阴”。吴瑭此说，实发地黄丸方论。

（3）恽树珏发明钱氏惊风说

恽树珏是一位多子女的父亲，由于他在治医学之前，曾夭折三男二女，于是发愤攻读医学，留有二男三女，所谓“三折肱而为良医”，故有许多切身体会。

恽树珏对《直诀》一书，倍加赞赏。认为“《颅囟经》失传之后，能略存古意者，当以《小儿药证直诀》一书为巨擘矣。古经方失传之后，一二存者，胥在《千金方》中，《颅囟经》失传之后，古意一二存者，胥在《药证直诀》之中。”其中特别对钱氏的惊风学说尤多阐发。

钱氏将早晨、日午、日晚、夜间发搐，分主以肝、心、肺、肾四脏，恽树珏认为“用意颇深远”：“所谓肝病者，非肝病；心病者，非心病，乃脏气病也。脏气所主，为生、长、化、收、藏，肝病者逆生气，心病者逆长气，肺病者逆收气，肾病者逆藏气也。言寅卯、巳午、申酉、亥子者，一日之生长化收藏也。《内经》之法，分三级。生长壮老已，统一生言之；生长化收藏，统一年言之；鸡鸣、平旦、日中、合夜，统一日言之。今以小儿之病，分隶一日之二分二至，与《内经》之法相合。”阐述了钱氏人与自然是一个整体，时间与证候有内在联系的时空观。

其次，对钱氏治惊风发搐的地黄丸、泻青丸、益黄散分别分析其方义及临证活用之法。认为：“以上五方，最为平稳适当之剂，苟能辨证真确，施之无不立效，而所难者，即在辨证正确。”（《保赤新书》）

2. 钱乙学说对易水学派的影响

钱氏五脏虚实证治，对张元素的脏腑病机辨证影响甚大。《医学启源·主治心法》几乎照本全录《直诀》小儿五脏辨证的理论。元素一向以“不用古方，自为家法”自许，但对钱氏的临证治法取用独多，竟把地黄丸、泻青丸、安神丸、泻心汤、导赤散、益黄散、泻黄散、泻白散、阿胶散列为五脏补泻的标准方剂，其重视调治小儿脾胃的学术观点，经张元素而影响于李东垣。钱氏有“脾胃虚衰，四肢不举，诸邪遂生”（《小儿药证直诀·腹中有癖》）之论；李氏有“脾胃虚衰，百病由生”之说，如出一辙。钱氏认为小儿食积发热的病机是“脾胃虚而发热”(《小儿药证直诀·腹中有癖》),所拟白术散,实为儿科中补气升提、甘温除热之剂。而李氏则创制黄芪汤治慢惊,又说“慢惊伴有呕吐、腹痛、泻利青白、益黄散圣药也”。《脾胃论·肠澼下血论》中说:“胃虚不能食,易大渴不止者,不可用淡渗之药,与白术散补之。”《内外伤辨惑论》治疗腹痛,中气虚弱,主张用“仲景小建中汤加黄芪,或异功散加芍药”;治疗渴泻伤津,也以“白术散倍葛根”。《脾胃论》治小儿、男、妇三焦积热、目赤肿痛、口舌生疮、烦燥便秘,以及五脏俱热之痈、疖、疮痍、痔疾、肛裂诸病,主张用《小儿药证直诀》三黄丸。李东垣善用升阳散火之法,在组方中常用升麻、柴胡、羌活、葛根等药,如升阳散火汤、补中益气汤、升阳除湿汤,以及清胃散等,都可谓仿效泻黄散、泻青丸、败毒散、白术散方中“风药散郁火”之影响而创制的。因此,李东垣脾胃学说可以说是在钱氏的影响下才充实完善的。虽然钱氏从小儿的病因特点出发,提出注重调益脾胃;而李东垣从成年人劳倦饥饱着眼,善于生发脾胃之气;两家虽各有所据,但也不难看出其中的源流。

3. 钱乙学说对养阴学派的影响

钱氏立地黄丸,注重补益小儿肾阴,使之成为“壮水之主,以镇阳光”之专剂。刘完素用此方治疗痨热骨蒸等阴虚证;李东垣在此方基础上拟益阴肾气丸(泽泻、茯苓、生地黄、牡丹皮、山茱萸、当归梢、五味子、干山药、柴胡、熟地黄,见《兰室秘藏·眼耳鼻门》);朱震亨取其意,创大补阴丸(黄柏、知母、熟地黄、龟甲、猪脊髓,见《丹溪心法·补损》);明·薛己承用其方,遂为直补真阴之圣药;清·赵养葵赞此方为“水泛为痰之圣药,血虚发热之神剂”(《医贯·六味地黄丸说》)。不少至今常用的方剂,亦宗此方,如《医宗己任编》将本方加五味子,名都气丸,以治阴虚气喘;《医级》将本方加枸杞、菊花,名杞菊地黄丸,治阴虚眼花歧视;加麦冬、五味子,名八仙长寿丸,主治阴虚喘咳带血;《医宗金鉴》将此方加知母、黄柏,名知柏地黄丸,以治阴虚火旺,骨蒸潮热;《景岳全书》将本方减丹皮、茯苓、泽泻,加枸杞、牛膝、菟丝子、龟甲、鹿角胶，治肾水不足，不能滋养荣卫，渐至衰弱。可见该方为其后许多医家所注重，从而开创了后世补肾之一大法门，成为滋阴学派的先声。

4. 钱乙学说对温病学派的影响

惊风发搐是儿科常见证候，由于小儿气血未实，神气未充，肝常有余，真阴不足，柔不济刚，外因火热惊恐，内因痰食积滞，易致肝风内动。心火上炎，风热相搏，每易神昏发搐。小儿外感热病、痘麻脐风、疳瘦痰食、惊怵癫痫等，均可出现惊风抽搐。钱氏除应用攻下阳明腑实法以泄热开窍外，还别树清热平肝、芳化凉开之法，所拟凉惊丸、抱龙丸，为儿科热病惊搐神昏的治疗提供了有效方剂。《明医杂著》牛黄抱龙丸（即抱龙丸加牛黄）、《活幼心书》琥珀抱龙丸（即抱龙丸加琥珀、人参、甘草、枳壳、枳实、茯苓、山药、金箔、檀香，去麝香）均从抱龙丸加减而成。收录在《小儿药证直诀》附篇《阎氏小儿方论》中的至宝丹、紫雪丹，被明清时期温病学派所采纳，成为芳香开窍，解毒醒神，清热凉血法的有效方剂。

此外，《小儿药证直诀》提出的“热证疏利或解化后，无虚证，勿温补，热必随生”等观点，对后来的温病学说也很有启发。叶桂“清凉到十分之六七，往往热减身寒者，不可就云虚寒而投补剂，恐炉烟虽熄，灰中有火也。”(《叶香岩外感温热篇》）与钱氏所论相同。

5. 钱乙学说对方剂学的影响

如前所述，钱氏之方由于理法严谨，配伍精当，除张、李二氏相继引用外，其他如刘完素《黄帝素问宣明论方》、陈无择《三因极一病证方论》、严用和《济生方》、陈自明《妇人大全良方》等著名方书均受其影响，开创了方剂史上由博返约的新局面，钱氏就是这种局面的开创者。张元素一向以“不用古方，自为家法”自许，但在遣药制方、药物的补泻作用方面，也效法钱乙。其结合脏腑的喜恶，病变的性质，药物的气味，而立《脏腑标本寒热虚实用药式》，并将钱乙的五脏补泻诸方，列为五脏补泻的标准方剂。及今而言，几乎所有流行方剂专书，都有钱氏之方，且为临床医生所习用，诚如薛己所说："钱乙之法可以日用，钱氏之方可以时省。"（《小儿药证直诀·自序》）可见，钱氏学术思想，对后世的影响，实超出了儿科学的范围。

6．儿科学的发展对药物学、解剖学及免疫学的影响

由于儿科学的发展，防治儿科疾病的药物被大大丰富了。明·李时珍《本草纲目》收集了很多小儿病的防治药物，为小儿初生诸病、痘疹、斑疹、诸惊、痫疾、诸疳、诸热、咳嗽、哮喘、吐泻、诸痢、尿血、诸疮等三百多种小儿常见病的防治，提供了众多的有效药物，从而促进了药物学的发展。

清·王清任《医林改错》是从义冢中细致地观察了小儿尸体的解剖位置形状，提出了小儿囟门与发育的关系，以及眼、耳、鼻、舌五官的生理功能与脑相通，提出记性在脑的见解，并在临床实践中创立了"活血化瘀"的治法，在前人基础上向前迈出了可贵的一步。此外，王氏对小儿疳证提出了"通血管""逐瘀血""消积块"的方法，为治疗疳积提供了新的途径。

东晋·葛洪《肘后备急方》中，对天花已有了正确的描述和认识，后来由于麻痘等发疹性传染病的猖獗，公元14世纪中叶，这四五百年间，目前可以查考的儿科专籍约有二百余种，其中麻痘专书占一百二十余种。据《三冈识略》记载：安庆张氏用痘浆染衣，让未出痘的小儿穿着，可诱发轻症天花。程从周的《茂先医案》和周晖《金陵琐事剩录》等书中都有种痘的记载。郭子章《博集稀痘方论》中载有"稀豆方以饮未豆儿，辄饮辄效"等记载，可见到16世纪中叶，已经重视天花的预防，《痘科金镜赋集解》说：种痘法在明隆庆年间，宁国府太平县的人痘接种法已经盛行，并推广到各地。张琰总结了前人及自己的经验，编成《种痘新书》，所用"佳苗"，人工引种的痘，症状多轻而顺利。我国人痘接种法比英国人真纳发明的牛痘法早了一百多年。今天人类所以能在全世界消灭天花，谁也不能否认我国儿科学发明人痘接种术的历史作用。人痘接种术，开创了世界免疫学的先河。

（俞景茂）

参考文献

[1] 俞景茂 . 儿科各家学说概论 [J]. 浙江中医学院学报，1984，8（2）：10；8（3）：6.

[2] 安效先 . 试论小儿为少阳之体 [J]. 中国医药学报，1986，1（2）：11.

[3] 俞景茂 . 钱乙学术源流论 [J]. 中医杂志，1988，29（3）：19.

[4] 刘弼臣，刘昌艺 . 金元四大家学说对儿科的指导意义 [J]. 中医儿科杂志，2007，3（1）：5；3（2）：8.

[5] 汪受传 . 儿科温阳学派的起源与现代应用 [J]. 中医儿科杂志，2008，4（2）：10.

各论

孙思邈

孙思邈，初唐京兆华原（今陕西耀县东孙家源村）人，约生于公元 581 年，卒于 682 年（隋文帝开皇元年至唐高宗永淳元年，享年 101 岁）。七岁开始读书，日诵千余言，18 岁时就有志学医，20 岁已精通百家之说，兼好佛经，并专心行医。他对古典医学有深刻研究，也非常重视民间经验，往往因一方一药，不远千里去虚心请教，故医术日进，声誉日著。孙氏“以为人命至重，有贵千金，一方济之，德瑜于此”，故于公元 652 年（高宗永徽元年）完成了《备急千金要方》（以下简称《千金要方》）三十卷的著述。书成后，复集其晚年的经验，乃以“輗轨相济”“羽翼交飞”之意，又写了《千金翼方》三十卷，共成一家之学，以补《千金要方》不足。这是随着唐代文化发展高潮而出现的，我国医学史上的代表作品，是现存最早的医学类书，较早地把儿科作为专篇加以记载。书中除了唐代医家和孙氏的医疗经验外，还收录了许多现已失传的古代医籍内容。因此，这两部书是学习和研究儿科学的重要参考文献。

孙氏认为延续人类生命的首要是妇人和小儿。因此，《千金要方》首列四卷妇人方后，卷五即专列小儿方，《千金要方》卷十一，也专论小儿。孙氏在《少儿婴孺·序例》中说：“夫生命之道莫不以养小为大，若无于小，卒不成大……故今斯方，先妇人小儿而后丈夫耆老者，则是崇本之义也。”故“今将博撰诸家及自经用有效者以为此篇，凡百居家，皆宜达兹养小之术，则无横夭之祸也。”（《千金翼方·序》）可见其对小儿的重视及学验之丰富。其中记载了胚胎发育、初生护养、小儿生理特点、儿科疾病的防治等内容，初步形成了儿科学的雏形。

孙氏认为，小儿与成人同中有异，初出腹，气势微弱，血脉不敛，五脏未成，将养失宜，即为病也，但小儿病与大人不殊，唯用药剂量及药稍偏冷为异耳。故将惊痫、客忤、解颅、不行等八九篇，合为一卷，下痢等方则散在诸篇，可披而得之。由此可见，孙氏一方面认为小儿有其特点，另一方面又把内科看作儿科的基础，这为后来儿科独立发展成为一门临床医学奠定了一定的基础。现将其学术特点简述如下。

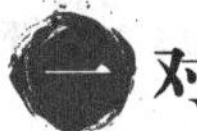 对胎养、胎教及胎儿、婴儿生长发育的记述

孙氏论儿科，是从胚胎开始。认为：“儿在胎，日月未满，阴阳未备，脏腑骨节皆未成足，故自初讫于将产，饮食居处，皆有禁忌。”以利胚胎的发育及胎儿的成长，这就是“胎养”。

“旧说凡受胎三月，逐物变化，禀质未定”（《千金要方·妇人方·养胎》），故妊娠三月后，弹琴瑟，调心神，和性情，节嗜欲。庶事清净，生子皆良。是谓“外象而内感”者也，这就是胎教。

至于胎教的过程，《千金要方·妇人方》中记载有北齐“徐之才逐月养胎方”，此论虽为妇科所立，实对胚胎及胎儿的生长发育，做了明确的引述：妊娠一月始胚；二月胎膏；三月名始胎；四月形体成；五月胎动；六月筋骨立；七月毛发生；八月脏腑具；九月谷气入胃；十月诸神备，日满即产。后在《千金翼方·小儿》中，孙氏又略做了修正，谓“一月胚，二月胎，三月有血脉……”，这与现代胚胎学通常称为二月以前为胚，二月以后则称胎儿，颇相吻合。徐孙二氏，提出五月胎动，六月胎儿皮毛已成，八月九窍皆成等论述，

与现代论述已较相似。孙氏对初生小儿的拭口、断脐、洗浴、着衣等，均有一定的记述，这对当今围产期医学仍不失其现实意义。

二 注重小儿护理

孙氏赞同巢元方《诸病源候论》的论述，十分注重对婴幼儿的护理。主张小儿初生，先以绵裹指拭儿口中，以除污物。若不急拭，啼声一发，即入腹成百疾。这是胎毒由来之一端也。为解胎毒，孙氏采用一味甘草汁催吐法。至于小儿衣着，孙氏主张不应过暖，应用柔软的旧衣改制。因小儿始生，肌肤未成，不可暖衣，暖衣则令筋骨缓弱，以此锻炼小儿的耐寒能力。

对于小儿调摄，主张须户外活动，认为“凡天和暖，无风之时，令母将儿于日中嬉戏，数见风日，则血凝气刚，肌肉牢密，堪耐风寒，不致疾病。若常藏于帏帐之中，重衣温暖，犹阴地之草木不见风日，软脆不堪风寒也。”与《诸病源候论·养小儿候》的观点一致。

对于喂养，首先提出节乳的重要性。认为婴儿当以母乳喂养；若月内即哺以副食，儿不胜谷气，易生疾病；月后虽哺勿多，若小儿不食，勿强与之，强与之不消，复生疾病。“凡乳儿不欲太饱，饱则呕吐。”“凡乳母乳儿，当先极挼，散其热气，勿令汁奔出，令儿噎，辄夺其乳，令得息，息已，复乳之，如是十返五返，视儿饥饱节度，知一日中几乳而足以为常。又常捉取宿乳。儿若卧，乳母当以臂枕之，令乳与儿头平乃乳之，令儿不噎，母欲寐则夺其乳，恐填口鼻，又不知饥饱也。”（《千金要方·少小婴孺方·初生出腹》）

凡浴小儿，汤极须冷热调和。选择乳母，要求性情和蔼，身体健康，而至少要没有狐臭、瘿瘘咳喘、疥癣、瘰疬和癫痫等疾病的人，方可以其乳汁哺儿，因乳汁为气血所化，母体有病，通过乳汁影响小儿，故后世有襁褓期随母而病，提倡母亲服药，能使药从乳传，其效自捷之说。

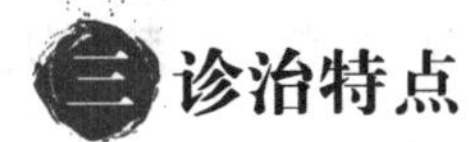

三 诊治特点

《千金要方》诊察小儿疾病，除重视望面色，听声音，嗅气味外，还根据《内经》提出察鱼际及辨脉法。如“手白鱼际脉黑者是痫候，鱼际脉赤者热，脉青大者寒，脉青细者为平也。脉在掌中尚可疗，若至指则病增也”（《千金要方·少小婴孺方·惊痫》）。为后世小儿指纹望诊之先河。并将小儿脉象概括为浮、沉、大、小、滑、涩、虚、实、迟、驶十种，为儿科脉法之纲领。

《千金要方》论治小儿疾病，有惊痫、客忤、伤寒、咳嗽、癖结、痈疽、杂病等七种，其中对惊痫、痰癖等证及下法治则论述较详。

惊痫一证，孙氏先将痫与痉别而论之。谓“病发身软时醒者，谓之痫也；身强直，反张如弓，不时醒者，谓之痉也”。后将痫证从病因而论，分归风痫、食痫、惊痫三种，以病情的轻重久暂而论，分为阴痫、阳痫二类，凡“病先身热，掣疭惊啼叫唤而后发痫，脉浮者，为阳痫，病在六腑，外在肌肤，犹易治也；病先冷不惊掣，不啼呼而病发时脉沉者，为阴痫，病在五脏，内在骨髓。”（《千金要方·少小婴孺方·惊痫》）辨证既明，施治就较容易了。孙氏对痫证的论述，为后世所推崇，明·鲁伯嗣《婴童百问·惊痫》也按惊、风、食三种，阴阳二证别而治之。

在治则方面，孙氏注重下法。认为“小儿始生，生气尚盛，但有微恶，则须下之，必无所损。及其愈病，则至深益。若不时下，则成大疾矣，成则难治。”

又如癖结一证，若小儿“不肯食哺，而但欲乳者，此为有癖，为疾重要，当下之，不可不下，不下则致寒热，或吐而发病，或更致下痢，此皆病重不早下之所为也；若病轻时即下，既不损正气，而疾亦速愈”。

孙氏在使用下法方面，每用四味紫丸，认为虽下不损人且足以去疾。服法是先从小剂量开始，致大便稀，勿大下，稀后便次渐减之，得下即止，不可妄下。

由于孙氏注重下法，故治痢十三方中，就有七方应用了大黄。这对后世以很大的影响。如《普济方》婴孩篇中，配伍大黄者，共百余方，以治小儿热积、下痢、疮毒、黄疸诸疾。

此外，孙氏还善于视小儿口舌中血络色泽之变化。用民间的针刺放恶血的疗法，治疗小儿的口舌病及惊痫、客忤等。

四 专集儿科方剂

儿科方剂，成熟较晚，《金匮要略》中只载一方（《妇人杂病脉证并治篇》中有“小儿疳虫蚀齿方”），故现存收集儿科专科方剂的医书，以《千金要方》为较早。孙氏善用龙胆汤治儿科病，列为小儿第一方，以治婴儿出腹，血脉盛实，寒热温壮，四肢惊掣，发热吐哯者。方中龙胆、黄芩、大黄清热泻肝；柴胡、钩藤皮疏肝散风，芍药柔肝敛阴，茯苓健脾御肝，桔梗宣肺通上，蜣螂破瘀镇惊，甘草和中，对小儿肝常有余而多热证，肝风易动致搐搦者颇为合拍。王伯岳老，善用此方，治疗小儿癫痫之肝火偏旺，郁热在里之证，习将此方去蜣螂，加天麻、胆星、远志、地龙以豁痰，对于控制复发，确有一定疗效。

《千金要方》中，已收录颇多有价值的民间治疗单方。笔者学龄儿童时，曾患上唇及下巴疮疡，流黄脂，久久不愈，后得传一方：用黑羊须烧灰和香油抹之，结果仅三日即愈。后读《千金要方》,《少小婴孺方下》有治小儿口下黄肌疮方，即用此物，深佩孙氏学验之富。故徐灵胎氏有“其用药之奇，用意之巧，亦自一家，有不可磨灭之处”（《医学源流论》）之评价。

（俞景茂）

参考文献

[1] 孙思邈．备急千金要方 [M]. 北京，人民卫生出版社，1988.

[2] 俞景茂．略论孙思邈对儿科学的贡献 [J]. 湖北中医杂志，1983，（5）：8.

钱 乙

钱乙，字仲阳，宋东平郡（今山东郓城东平）人，约生于景祐二年（公元1035年），卒于政和七年（公元1117年），终年八十二岁。幼时丧母，父又隐匿姓名东游海上而不返，姑母哀其孤而收养为子，于是少年随姑父吕氏学针灸，二十多岁开始行医，专以儿科为业，四十岁左右已是山东著名的儿科医师。五十来岁时（元丰中），因治愈神宗的子女有功而为翰林医官，继则提升为太医丞。在皇家征用期间，曾借病辞聘归里，后卒于故居。著有《伤寒论指微》《婴孺论》等书，惜已亡佚。因此，《小儿药证直诀》（以下简称《直诀》）一书便成为钱氏现存唯一的传世著作。

《直诀》的编集者阎季忠（《永乐大典》作阎孝忠），宋大梁（今河南开封）人，官至宣教郎，与钱氏同时而稍少。幼时多疾，屡经钱氏医治而得痊，于是悉心钻研钱氏学问，收集钱氏方书，整编而成《小儿药证直诀》。阎氏还著有《阎氏小儿方论》《卫生信效方》等。

《直诀》一书，现有仿宋本、聚珍本、互校本、加注本等多种。

仿宋本是照宋本影刻，现有清康熙间起秀堂本、光绪间重刻复本等。书中载有脉证治法81条，医案23则，方剂120首；附有《阎氏小儿方论》及《小儿斑疹备急方论》，刘跂所撰《钱仲阳传》等。

聚珍本是清代纪昀等人从明《永乐大典》中辑出，名《小儿药证真诀》。

现有武英殿聚珍版丛书本（殿刻本）及复刻本多种。书中载论证 47 条，医案 23 则，方 114 首。

互校本是周学海氏取仿宋本与聚珍本互校后重刊版本，保留了宋本原貌，又做了校刊，所以比较完善。1955 年人民卫生出版社根据周本刊行，是目前通行的版本。

加注本有明代熊宗立氏《类证注释钱氏小儿方诀》、薛己《校注钱氏小儿直诀》，民国时期张山雷《小儿药证直诀笺正》及张骥《小儿药证直诀注》等。

熊注本是将《直诀》类证编次为十卷（末二卷为阎季忠论证及方剂），略加注释。薛注本是将《直诀》原文缩写，按证候分类加注，附加薛氏医案，后列钱氏及薛氏方剂，对钱氏儿科学说及其运用颇多阐发。张山雷注本是按周学海互校后重刊本笺正，除对原书精义有所阐发外，并说明由于时代的不同，不能呆用古方，因而结合作者的经验指出其弃取。张骥注本是按仿宋本注解，选辑历代有关医家论述以阐发钱氏学说，对《直诀》方剂颇有研究。四家合参，旁及其他，实为研究钱氏学说之必需。

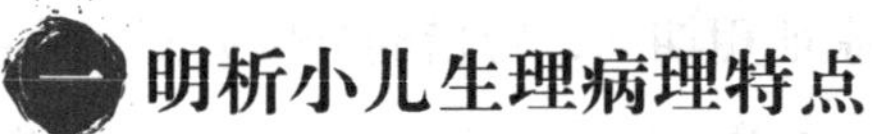

一 明析小儿生理病理特点

小儿不是成人的简单缩影，有一定的特殊性。小儿时期，在生长发育过程中，无论生理、病理，其阴阳的对立统一，消长转化，都与成人有所不同，而且年龄越小差别越大。认识和掌握这些特点，是儿科能够发展成为一门独立学科的先决条件。钱氏在《灵枢·逆顺肥瘦》篇“婴儿者，其肉脆血少气弱”以及《诸病源候论·小儿杂病候》“小儿脏腑之气软弱，易虚易实”等说的启发下，在临诊实践中体会到：小儿在生理上“肌骨嫩怯”，“脏腑柔弱”，“五脏六腑成而未全……全而未壮”，“肾主虚”；在病理上“易虚易实，易寒易热”，以概括小儿的生理病理特点，从而奠定了儿科学的基础。

明代儿科学家万全，师仲阳，根据《直诀》五脏辨证纲领，悟出了“五脏之中，肝常有余，脾常不足，肾常虚”；“心常有余，肺常不足”；“阳常有余，阴常不足”（《育婴家秘》），阐发了钱氏对小儿生理病理特点的见解。

以上三有余（肝、心、阳有余）、四不足（肺、脾、肾、阴不足）之说虽由万全等人提出，但其源实出于钱氏。这些理论共同构成了钱氏儿科学术的指导思想，贯穿于《直诀》一书之中。

据此可见，钱氏对小儿疾病的治疗十分注意辨别寒热虚实，时时以妄攻峻补、损阴竭津为禁约。例如对于疳病，认为是误下太过所致：“小儿易虚易实，下之既过，胃中津液耗损，渐令疳瘦”，并说“小儿之脏腑柔弱，不可痛击，大下必亡津液而成疳”，若有非下不可之证时，亦必“量其大小虚实而下之，则不至为疳也”。又如对于虚实腹胀的治疗，注意过热助火，过寒损阳，中病即止，不可过剂的原则，因“小儿易为虚实，脾虚不受寒温，服寒则生冷，服温则生热，当识此勿误也”。处处注意到小儿脏腑虚实寒热的变化。

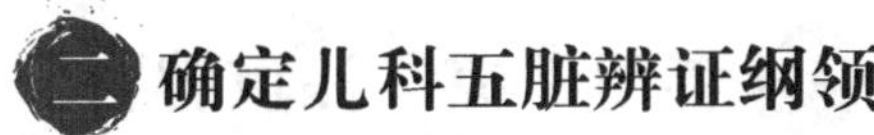

二 确定儿科五脏辨证纲领

《直诀》对儿科疾病的辨证论治，是采用五脏辨证作为纲领的。这个辨证纲领，是以五脏为基础，以证候为依据，辨别其虚、实、寒、热以作为论治的准则。其中用“风、惊、困、喘、虚”来归纳肝、心、脾、肺、肾五脏的主要证候特点，用虚实寒热来判断脏腑的病理变化，用五行来阐述五脏之间以及五脏与气候时令之间的相互关系，立五脏补泻诸方作为治疗的基本方剂。可谓执简驭繁，提纲挈领，是切合实际的辨证方法，为其他辨证方法的基础。

《直诀》既以五脏为辨证论治的纲领，因而论病也就着眼于此。例如咳嗽一证，认为多属肺经病证，或肺感寒邪，或肺经有热；新病多实，久病多虚；寒者可温散，宜麻黄汤、百部丸；热者可清，宜甘桔汤；实者可泻，宜泻白散泻肺热，葶苈丸下肺气，百祥丸下热毒，白饼子、褊银丸下痰涎乳食；虚者可补，宜阿胶散滋阴宁肺。又如“诸疳”，虽明言由亡津液脾虚所致，但又根据不同的形证分成心、肝、脾、肺、肾、筋、骨等七种类型，进行辨证论治。其他如“疮疹”“五痫”等也同。

《直诀》虽然强调了五脏分证，但又极为重视五脏之间的相互影响以及四季气候对脏腑的影响。例如对抽搐一证，若“目连札不蓄，得心热则搐；治肝泻青丸，治心导赤散主之”。说明抽搐若单由肝风尚不致为搐，得心热后，热盛而发搐，因此治疗也应清泻心肝之热。又如“假令肺虚而痰实，此可下，先当益脾后方泻肺”。可见在治疗夹实之证时，可先补其中气，后泻其痰实，从而达到邪祛而正不伤，正强而邪能祛的目的。又如对吐泻一证，注意到季节时令对小儿脏腑的影响，而施治也有所不同等。这些都说明了钱氏强调五脏之间、五脏与自然之间是一个统一的整体。

《直诀》这种以脏腑病机立论的辨证论治思想，对后来儿科学的发展以及张元素易水学派的理论产生了深远的影响。

三 善用清凉，注重脾肾

由于小儿疾病外多因感受疫疠之邪，内常以饮食所伤及先天禀赋不足所致，患病之后易现热化之证，故在治疗方面，钱氏除重视小儿的生理病理特点外，对于小儿热性病的治疗注重清凉解毒、芳香开窍；对于小儿内伤病的治疗注重调理脾肾。这些学术观点，也都是难能可贵的。

例如，对于疮疹的治疗，认为“疮疹属阳，出则为顺”，故初起不宜妄下妄攻发。若热旺毒盛之时，则宜百祥丸解毒，生犀磨汁凉血，抱龙丸清凉开窍。故后人认为，钱氏近于凉解而陈文中偏于温补，形成北宋时期治疗麻痘之寒温二派。又如急惊一证，主张用凉泻之法，每用泻心汤、导赤散泻心火，泻青丸泻肝热，大黄丸下里热，利惊丸下痰热，抱龙丸开窍醒神。说明钱氏当时对于小儿热病惊厥神昏证候已有更多的救治方法，这为清代瘟病学说的温热之邪陷入心包营分而采用芳香开窍一法开创了先河。此外，《直诀》提出的“热证疏利或解化后，无虚证，勿温补，热必随生”等观点，对后来温病学说也很有启发。

小儿内伤尤以脾胃失调具有突出的临床意义。“脾胃虚衰，四肢不举，诸邪遂生”。所以钱氏十分注意调治小儿脾胃，不但把虚羸、积、疳、伤食、吐泻、腹胀、慢惊、虫症等病都从脾胃论治，而且认为疮疹、咳嗽、黄疸、肿病、夜啼等病也与脾胃相关，也可以从脾胃论治。例如：虚羸是“脾胃不和，不能食乳致肌瘦，亦因大病或吐泻后脾胃尚弱，不能传化谷气”所致；积（腹中有癖）是“由乳食不消，伏在腹中”，“脾胃不能传化水谷”所致；诸疳“皆脾胃病，亡津液之所作也”；腹胀由“脾胃虚，气攻作也”；夜啼是“脾脏冷而痛”，伤风兼手足冷、自利、腹胀是因“脾胃虚祛”所致；咳嗽若“痰盛者，先实脾”；黄疸是“胃热”“胃怯”；肿病是“脾胃虚而不能制肾”等。可见，《直诀》认为脾胃失调是导致多种疾病的重要因素，调治脾胃尤是许多儿科疾病的治疗关键。因而钱氏往往采用先调治脾胃，使中气恢复后再治本病；或先攻下后再补脾；或补脾以益肺、制肾等。如“小儿虚不能食，当补脾，候饮食如故，即泻肺经，病必愈”；又如“实食在内，乃可下之，毕，补脾必愈”等，均反映了钱氏注重调治小儿脾胃的学术思想。李东垣的脾胃学说不能不说是在张元素的启发下，又受到钱氏《直诀》的影响而完善的。

禀赋薄弱、肾气不足也是引起小儿内伤病的重要因素，故《直诀》将龟背、龟胸、行迟、语迟、肾怯失音、解颅等病均从肾调治，用地黄丸滋补肾阴。

钱氏立地黄丸，注重补益小儿肾阴，这对元代朱丹溪创导的“阳常有余，阴常不足”之说以启发，而且被明清时期的医家薛己、赵养葵等所采纳。钱氏提出的肾主虚无实之论，开创了后世补肾的一大法门。

四 巧裁古方，善创新方

由于钱氏平生刻意方药，故《直诀》对儿科方剂学的贡献是突出的。其制方遣药的特点是处处注意到五脏的虚实寒热，在祛邪务尽的原则下，处方力求攻不伤正，补不滞邪，或消补兼施，或寒热并投，并从柔润方面下了很大工夫，以扭转当时医家滥用香燥药物的偏向。

钱氏善于化裁古方为儿科所用。在化裁时，注意到小儿的生理病理特点。例如异功散系六君子汤去半夏而成，有补而不滞、温而不燥之功，由于小儿脾常不足，易为虚实，津液易伤，故尤宜于儿科。又如从《金匮要略》肾气丸中去桂附而为地黄丸，成为壮水之主、以镇阳光之剂，适合小儿阴常不足、无烦益火的特点。

灵活变通是钱氏化裁古方的又一特色。如古制香连丸用黄连苦降以清热，木香芳烈以行滞，本是治热痢之方，钱氏在此方中加豆蔻温涩止泻，名豆蔻香连丸；加诃子肉苦温涩汤，名小香连丸；加白附子祛寒，名白附子香连丸；加豆蔻仁、诃子肉、没石子名没石子丸。上述五方虽同治小儿腹痛泻利诸症，但寒热通涩之性已有变化。此外，钱氏还将香连丸中去木香，加陈橘皮，名橘连丸（另加麝香并入猪胆中煮熟而成），以治小儿疳瘦，变清热理气之方为消食和气、清火治疳之剂。可见其斟酌通变、动契精微之概。

钱氏不但善于化裁古方，而且勇于创制新方。在创新方时，能注意到脏腑功能的恢复及相互之间的整体关系。如泻白散除用桑白皮泻肺化痰、降逆平喘之外，又用地骨皮滋阴退热，甘草、粳米益胃和中。此方泻实顾虚，泻肺顾脾，故李时珍称为“泻肺诸方之准绳“(《本草纲目·木部·桑白皮》)。又如益黄散用青陈皮、丁香理气燥湿、芳香化浊，另有诃子涩肠、甘草守中，虽不用一味正补之药，而方名却曰补脾散，可见立方之奥。

钱氏本着《素问·标本病传论》“谨察间甚，以意调之，间者并行，甚者独行”的原则，对于那些病势紧急、邪实热盛之证更立精专之剂。如泻心汤用一味黄连苦寒直折心火；大黄丸用大黄、黄芩清泻中焦邪热；玉露散用寒水石、石膏、甘草清泻胃火；白饼子用滑石、轻粉、半夏、南星、巴豆攻下食积痰湿；抱龙丸用天竺黄、胆星清热化痰，雄黄祛痰解毒，麝香、辰砂芳香开窍而安心神，以治小儿痰热内壅而致急惊实证等。这些方剂又都具有力专功宏的特点。可谓医不执方，合宜而用，为儿科方剂学的发展做出了贡献。

总之，钱氏是中医学史上一位杰出的儿科学家，由于他“为方博达，不名一师”（刘跂《钱仲阳传》），深通古法而又不泥守古法，重视掌握理论与方剂的配伍应用，因而所著《直诀》“治小儿赅括古今，又多自得”（《直诀·阎季忠序》）。他不仅指出了小儿的生理病理特点，确立了五脏辨证纲领，而且还化裁或自拟了众多儿科方剂，奠定了中医儿科学的基础。嗣后，明代薛己、万全、鲁伯嗣，清代陈复正、夏鼎等儿科学家，都在《直诀》的基础上又有所发展。此外，钱氏的五脏辨证为易水学派创始人张元素所遵循；其治疗小儿外感热病注重清凉解毒、芳香开窍等法，为清代温病学家所采纳；其注重调治小儿脾肾，提出“脾胃虚衰，四肢不举，诸邪遂生”的论点，开创白术散升提举陷、甘温除热之法，以及用地黄丸专补肾阴等学术思想，对后来李东垣的脾胃学说和朱丹溪的“阳有余，阴不足”之说以很大的启发。所以《直诀》对中医学的影响，实超出了儿科学的范围。

但是，由于历史条件的限制，《直诀》也有某些不足之处，因此我们不能毫无批判地兼收并蓄。例如在五脏辨证中，详于五脏而略于六腑；在论述五脏之间、脏腑与气候时令之间的相互关系时，某些地方显得比较刻板；其中所载治疗惊痫的众多方剂，采用金石重坠、毒性猛烈之品，已为现代所不取。但毕竟瑕不掩瑜，《直诀》是值得学习研究、发扬光大的。

（俞景茂）

参考文献

[1] 俞景茂．儿科各家学说概论 [J]. 浙江中医学院学报，1984，8（2）：10；8（3）6.

[2] 俞景茂．钱乙学术源流论 [J]. 中医杂志，1988，29（3）：19.

[3] 俞景茂．小儿药证直诀临证指南 [M]. 北京：人民军医出版社，2010.

陈文中

陈文中，字文秀。金时安徽宿州（今安徽宿县）人，曾任职于当时（公元 1241 ～ 1251 年）的太医局，为翰林良医，行医于江苏涟水，后又居扬州，是继北宋钱乙后一位有品德、有经验，著名于时的儿科学家，兼通内科。对于小儿病源及痘疹、惊风等病，用温热药治疗造诣尤深。陈氏继承家学，著有《小儿痘疹方论》（公元 1214 年）及《小儿病源方论》，淳祐（公元 1241 年）中曾将《小儿痘疹方论》及《小儿病源方论》合编成《幼幼新书》。现将其学术思想探要如下。

一 重视小儿体质及调护

小儿体质，禀赋于先天，出生之后，又赖后天之调护。小儿要做到寒暖适宜，饮食调和，则自然少有疾病。故陈氏认为："养子若要无病，在乎摄养调和。"首先要从妊娠期开始，凡孕妇饥饱失常，酸辣太过，不劳力，不运动，多致胎受软弱；儿生之后，又缺乏户外活动，"藏于帷帐之内，不见风日，譬如阴地中草木，少有坚实也"。因此，他主张孕妇要参加适当劳动，孩儿要调护适宜，才能确保健康成长。由于"小儿脏腑娇嫩，皮骨软弱，血气未平，精神未定，言语未正。经络如丝，脉息如毫"，所以"不可妄投药饵，亦不可汤缴口舌。无病者在乎摄养如法，调护正气；有疾者必先看外症，详明虚实而为治”。如何调护？陈氏主张小儿穿着不得过热，乳饮不宜过饱；反对初生儿即服金石寒凉之品，以致伤脾败阳；欲解胎毒，可用淡豆豉煎浓汁，与儿饮三五口，不但下胎毒，又能助养脾元，消化乳食，并提出“养子十法”：一要背暖（以防风寒从背俞而入）；二要肚暖（温则能消化饮食）；三要足暖（以防寒从下起）；四要头凉（因头为六阳之会，诸阳所凑，阳旺故宜凉）；五要心胸凉（因外受客热，内接心火，则内外俱热，故心胸要凉）；六者，勿令见非常之物（因小儿知识未开，神气未定，容易受惊作搐）；七者，脾胃要温（因脾胃属土而恶湿冷，药性温则固养元阳，冷则伤败真气）；八者，儿啼未定，勿使饮乳（免冷气蕴蓄于腹内，久而不散，伤儿脾胃）；九者，勿服轻粉、朱砂（二味相合，虽下痰涎，其性寒冷，损心损神）；十者，一周之内，宜少洗浴（因初生儿皮毛、肌肉、筋骨、髓脑、五脏六腑、营卫气血皆未坚固，譬如草木茸芽之状，未经寒暑，娇嫩软弱，故不可频频洗浴，恐湿热之气郁蒸不散）。总之，需外慎冷热，内调脾胃。冷暖适中，则外邪难扰；脾胃得健，则生化无穷。

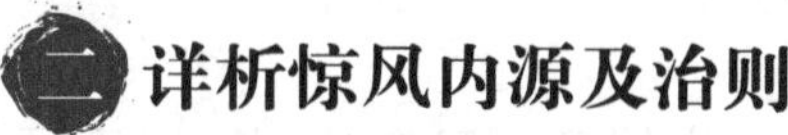

二 详析惊风内源及治则

自钱乙提出“急惊合凉泻，慢惊合温补”后，陈氏进一步指出“急惊属阳属腑，当治以凉”，“慢惊属阴属脏，当治以温”。“惊”是惊恐而得；“风”是外邪所感，也当分别论治。故将惊风一证分为惊搐和风搐二大类，风搐又分为急惊风、慢惊风（包括慢脾风），并详析其病源及治则。

惊搐因小儿惊怖而风冷之气蓄于咽喉，抟于心肺，传入肝胆，其气上不能升，下不能降，使津液上滞不得流行，故痰涎壅闭而作搐。治法先去痰涎，次固元气。元气盛则津液行，血气流转，自然不搐。可先服芎蝎散，并用手法斡去寒痰冷涎；次服油珠膏，润心肺，补脾肾；后服益真汤温壮元气；助服前朴散，宽上实下。

急惊因小儿素热或因食生冷油腻，膈实有痰，致肝有风而发病，症见小儿忽然发热，手足抽搐，眼目戴上，涎潮壅塞，牙关急紧，身热面赤，治用远志煎。

慢惊因小儿脏腑娇嫩，吐泻过度，脾阳虚衰，因而作搐，症见小儿面青白，身无热，口中气冷，多啼哭不寐，目睛上视，颈项强直，呕吐涎潮，或自汗，或头热足冷而眼珠青白，腹胀，或腹泻，或作呕吐，或渴，治用补脾益真汤。

陈氏认为："风者百病之长也，若寒得风而谓之风寒，若热得风而谓之风热。若燥得风而谓之风燥，若湿得之而谓之风湿，此非独热而生风。"(《病源·惊风引证》)故寒痰也可作搐，若热病寒凉太过，致令寒气客于喉靥之间，与津液相搏，寒痰冷气，壅塞不通，也可致搐，故其治则，除急惊治之以凉外着重阐明慢惊当温，从而拟定了温补之剂，有法有方，较钱乙又有所发展。

三 善用温补之法治痘疹

陈氏对痘疹的论治，宗钱乙而又有独创。钱氏虽有"惟用温凉药治之"之论，但未传其用温法的方剂。陈氏认为天地万物遇春而生发，至夏而长成，痘疹之病，脏腑调和，则血气充实，自然易生易靥，若妄投寒凉之剂，恐冷气内攻，湿损脾胃，以至腹胀、喘闷、寒战、齿牙而难治。故每当痘疹出现里虚之时，则急用十一味木香散；表里俱虚时，急用十二味异功散送七味肉豆蔻散。因此后世有些医家认为"钱氏治痘，专用凉泻；陈氏治痘，专用温补"，成为北宋后治痘之寒温二派。此说主要根据痘疹里陷痒塌之时，钱氏则主大戟之寒以下之，陈氏则主桂丁之热以补之，但见其偏寒偏热之不同，即谓钱氏专用凉泻，陈氏专用温补。其实，钱氏之所下者，因烦躁，大小便不通，乃邪气在里，里实之证；陈氏之所补，因泄泻，手足冷，是中阳虚损，邪气内陷之证。钱氏急于解毒以攻邪，邪气解则气自平；陈氏重于和中以补正，正气实则邪气未有不去者。二氏均辨证求因，审因论治，故不能一概而论。朱丹溪认为："渴者用温药，痒塌者补药。自陈氏发之，迥出前辈。然其多用桂附丁香等燥热，恐未为适中也，何者？桂附丁香辈，当有寒而虚，固是的当，虚而未必寒者，其为害当何如耶？陈氏立方之时，必有夹寒而痘疮者，其用燥热补之，固其宜也，今未夹寒而用一偏之方，宁不过于热乎。"（《格致余论·痘疮陈氏方论》）继丹溪之后评论钱、陈两家得失的很多，大概宗河间者主寒凉，与钱乙相近；宗东垣者主温补，与陈氏为伍。其实钱氏治痘疹，用寒凉快下之法，是有感于当时流俗用温热之药而发的；而陈氏治痘疹用燥热之剂，则秉承《局方》之学，从而成为宋元以来治痘疹之寒温二派。

四 制方遣药特色

陈氏反对当时医界习用牛黄、朱砂、脑、麝镇心凉遏之药，伤败小儿真气。强调应探究病源，分辨其寒热虚实。认为"若脾胃全固，则津液通行，气血流转，使表里冲和，一身健康；药性既温则固养元阳，冷则败伤真气"。故制方用药每以温补为其特色，习用香砂六君及丁香、肉桂、附子、豆蔻、生姜等温补燥涩之剂于儿科临床。其制方用意，诚如朱丹溪所说："大率归重于太阴一经，盖以手太阴属肺主皮毛也，足太阴属脾主肌肉，肺金恶寒而易于感，脾胃土恶湿而无物不受；观其用丁香、官桂，所以治肺之寒也，用附术半夏，所以治脾之湿也，使其肺果有寒，脾固有湿，而兼有虚也，量而与之，中病即止，何伤之有。"

如补脾益真汤，方中参、苓、术、陈皮、半夏、姜、枣，即六君子汤，补脾燥湿；复加黄芪、当归补气益血；丁香、诃子肉、厚朴、肉豆蔻、草果、官桂、附子以温中燥涩；全蝎搜风止搐；以治小儿胎禀怯弱，外实里虚，因呕吐乳奶，粪便青色而成慢惊。可谓体现陈氏学术思想的一个代表方剂。

又如木香散（又名十一味异功散），用木香、青皮、大腹皮调气，丁香温里，桂心发表，人参、炙甘草补中益气，赤苓、半夏、前胡化湿祛痰，诃子涩肠止泻，以治痘疹“内虚寒而外假热”，脾胃亏损诸脏虚寒之败症。此方去大腹皮、前胡、诃子、甘草、茯苓，陈皮易青皮，官桂易桂心，复加厚朴、当归、白术、肉豆蔻、附子，名十二味异功散，治痘疹已出、未出，表里虚寒，急用此方以回其阳。陈氏谓：“此方家传五世，累经效验。”

其他如长生丸，用槟榔、枳实、木香、丁香以理气消滞，砂仁、肉豆蔻芳香悦脾，半夏燥湿化痰，全蝎搜风，功能宽上实下，补脾治痰止泻。肉豆蔻丸用木香、砂仁、肉豆蔻芳化脾湿以醒胃，龙骨、诃子肉、赤石脂、枯白矾收涩固下以止泻，是治阳气虚寒，肠胃泄泻之涩剂。芎蝎散用川芎、荜茇、蝎梢、细辛、半夏驱风化痰，以治小儿脑髓风，囟颅开解，皮肉筋脉急胀，脑骨缝青筋起，面少血色等症。陈氏谓：“此方家传累世，活幼甚效。”以上数方，均反映了陈氏善用温补燥湿之方的学术思想。

这里值得指出的是，陈氏并非专主温燥而不用寒凉，他认为只有在小儿出现“面㿠白，粪青色，腹虚胀，呕乳奶、眼珠青、脉微弱、足胫冷”之时方可用热药；若两腮红、大便秘、小便黄、渴不止、上气急、脉息急、足胫热时，就“不可服热药”。又如治痰实壮热、胸满喘息、大便坚实之前胡枳壳散亦有大黄；治急惊之牛黄丸中用牛黄、天竺黄、郁金、栀子仁，以及有些方剂中也用柴胡、玄参、知母、黄芩、石膏、滑石等，可见陈氏是注意辨证论治的。他善用温补之法于儿科临床，乃是纠偏救急之故。

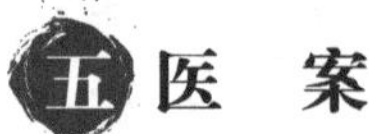

五 医　案

1. 慢惊风证案

扬州安通判子，始生未满月，头温足冷，腹中气响，涎潮搐搦，名曰胎风。因乳母饮冷过度，冷气抟于胎胞之中，儿生之后，又因帛蘸冷水缴唇口，致令冷气入儿腹中，故头足冷，腹中响，涎潮搐，俗谓慢惊风，欲与油珠膏。府判曰：小儿纯阳，热即生风，何敢服附子、硫黄？文中曰：若与朱砂、脑、麝等凉剂，断然不救。况儿未经寒暑，脏腑娇嫩，骨脉软弱，当温养正气。气盛则寒痰消，腹中不响，其搐自止，用油珠膏八服后，补脾益真汤而愈。

2. 痘疮泄泻用药案

涟水知军萧宣使孙女三岁，痘疮始出，泄泻。予用木香散送下豆蔻丸，一服泻止。至九日，其疮不肥满，根窠不红，咬牙喘渴。宣使谓：热毒在里，痘疮不靥，欲与清凉饮。予曰：若与清凉饮则耗真气，必致喘渴而死。宜木香散加丁香四十枚，官桂一钱，二服，又异功散一服。至十日，其疮苍蜡色，咬牙，喘渴皆止。至十三日，疮痂不落，痒难忍，足指冷，咬牙喘渴不已，予用异功散加丁香半钱，官桂一钱，连两服，致十七日愈。

按：以上二案，理义明晰，反映了陈氏学术思想临诊应用之一斑。

综上所述，陈氏重视小儿之调护，以预防疾病，强调调摄得当儿即安和；明确提出“养子十法”以示人；对惊风，痘疹的病源治则也有创见。特别是注意脾肺二经，善用温补之剂救治小儿重证惊风、痘疮。成为后世儿科中温补学派的代表之一。其说多为明·万全、薛己，明清·冯兆张及清·庄一夔，近代上海儿科名医徐小圃氏所传承。

痘疮（天花）一症，虽已绝迹，但陈氏用温补之法治痘，为儿科其他传染病的治法提供了借鉴，故仍有其一定的临床价值。

陈氏注重温阳的学术思想，是在《素问·生气通天论》“阳气者，若天与日，失其所，则折寿而不彰，故天运当以日光明”及“阴阳之要，阳密乃固”之说的指导下创立的。因为人有阳，如天之有日，日不明则天昏地暗，阳不固则人寿夭折；阳气固密，阴精才能内守；阳气是全身的动力，是抗病的主力。有鉴于此，陈氏主张治小儿必须处处顾及阳气，并且在明辨阴阳的基础上，识别真寒假热。他目睹寒凉太过，败脾损阳以致不救之弊，提出了扶阳抑阴，燥涩固中的治疗大法以扶正达邪，使阳气得以固守而危急之证方可能转危为安。因此与钱乙并誉为“活动之真谛，全婴之轨范”。

（俞景茂）

参考文献

钱乙. 小儿药证直诀 [M]. 北京：人民卫生出版社影印，1955.

曾世荣

曾世荣，字德显，号育溪，又号演山翁，别号省翁，湖南衡州烝西（今湖南衡阳）人，大约生于南宋淳祐末年（公元1252年），卒于元代至顺三年（公元1332年），享年80岁，元代著名儿科医家。

曾世荣幼年跟随乡先生李月山习儒，打下坚实的文化基础，后从同里刘思道（字直甫）习医多年。刘思道世代中医，家学深厚，其五世祖刘茂先先生是宋代有名的儿科医生，而刘茂先又师承宋徽宗时期享有“活幼宗师”之称的御医戴克臣先生，深得戴之真传。曾世荣有幸得到世医的指点，继承和发扬刘、戴二人学术思想，在儿科方面造诣极高，享有盛名，深为时人所敬重。

曾氏将刘思道的所遗之书“精加编次，繁者删之，缺者补之，书非可用不敢录，方非已效弗敢收，脱亡遗漏，存十一于千百，上探三皇前哲之遗言，下探克臣、茂先之用心，实则吾心固有之理，旁求当代明医之论”，于元世祖至元三十一年（公元1294）撰成《活幼心书》，刊行于世。该书共3卷，卷上为决证诗赋75则，以歌赋形式简要介绍小儿病证、诊法。卷中为明本论43则，论述儿科各种疾病的病因、病证和诊断方法；末附拾遗8则，为曾氏本人诊治小儿疾病的亲身体会。卷下为信效方，载有治疗小儿疾病的各种常用方剂，分为汤散门、丸膏门、丹饮门、金饼门、附拾遗方，共计230方。该书虽有数次刊刻，但因社会动荡，原刊本全佚，据《全国中医图书联合目录》载，现存版本只有5种：日本享保十九年（公元1734年）刻本，日本元文二年（公元1737年）刻本，清嘉庆十六年（公元1811年）刻本（残卷），清宣统二年（公元1910年）武昌医馆校刻本，《中国医学大成》1936年辑武昌本之重校本。新中国成立后影印本、校注本。从国内现存版本看，嘉庆残卷本缺卷上及卷中及卷下各一册；而《中国医学大成》重校本不仅内容完整，保存了武昌本诸公序跋和翟凤翔、萧延平的校记，且在武昌本的基础上又进行重校，错误较少。

据《中国医籍考》记载，《活幼口议》也被认为是曾世荣所著而流传于世。李国菁、潘远根对此提出质疑，指出《永乐大典》《医藏书目》《幼科释谜》等均以作者演山省翁收录《活幼口议》，并且通过查阅史志、地方志，对比《活幼口议》《活幼心书》在风格、体例、内容上的不同，考察演山省翁与曾世荣从医经历、处世哲学的差异，认为演山省翁并不是元代曾世荣，而是南宋时期的江南世医，演山省翁是《活幼口议》的真正作者。

曾世荣从医60余年，尤精于儿科。其对小儿基础理论研究颇深，如对小儿生理病理、护养保育、面部望诊、指纹诊、脉诊等均提出了精辟的见解；对多种儿科常见病的证候分类治法做了精炼而具有指导意义的概括。

一 重视望诊

儿科古称哑科，问诊无凭，脏腑气血未定，脉诊亦不足据。古人认为望闻问切，望者为先，望诊在中医儿科具有重要的临床意义。《活幼心书》以观形为开篇第一，云："观形观气要精通，禀受元来自不同；细察盈亏明部分，随机用药见奇功。"首重形气，形气盛衰直接反映小儿先天禀赋强弱及脏腑之盛衰。从疮疹的形状、颜色、分布与出疹速度、全身情况等，对斑疹的病位及轻重顺逆进行鉴别诊断。疮疹为五脏血秽所生，故疮疹形状、颜色和五脏有关，《活幼心书·明本论·疮疹二十六》曰："心为红点，肝为水疱，肺为脓疱，脾主结痂，惟肾居下，不受秽浊，所以独无其证。若见疮色黑陷，乃毒气入肾。”根据疮疹的五脏属性指导治疗。

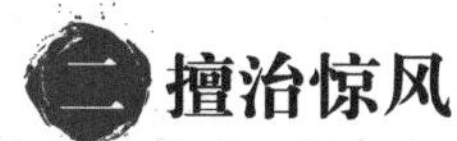

二 擅治惊风

1. 首提惊风四证八候

陈代斌认为惊风四证八候出自明代《普济方》(公元1406年)，事实上在元代曾世荣《活幼心书·明本论·明小儿四证八候五》即提出“四证者，惊、风、痰、热是也。八候者，搐、搦、掣、颤、反、引、窜、视是也。搐者两手伸缩，搦者十指开合，掣者势如相扑；颤者头偏不正，反者身仰向后，引者臂若开弓，窜者目直似怒，视者睛露不活。四证已备，八候生焉，四证既无，八候安有”，这是对“四证八候”最早、最完整、最详细的文献记载。对临床惊风诊治有重要意义，得到后世医家的遵从，并沿用至今。

2. 急惊重心肝，注重气机升降出入

曾世荣认为急惊风病变重在心肝，急惊风之病由外感风热、饮食辛辣、衣被太厚，导致郁蒸邪热积于心，传于肝，再暴受惊恐等而发病，《活幼心书·明本论·急惊五》载：“盖心有热而肝有风，二脏乃阳中之阳，心火也，肝风也，风火阳物也。风主乎动，火得风则烟焰起，此五行之造化，二阳相鼓，风火相搏。肝藏魂，心藏神，因热则神魂易动，故发惊也；心主乎神，独不受触，遇有惊则发热，热极生风，故能成搐，名曰急惊。”针对惊风搐作，应该明确病因，不可混为一证，“惊生于心，风生于肝，搐始于气，是为三证”，认为应该审察病源，抓住病机关键，要特别注重气机升降出入，“盖其气也，四时平和则身安，一息壅滞则疾作。况小儿啼哭不常，其气蕴蓄，内则不能升降，外则无由发泄，辗转经时，亦能作搐”。强调“大抵治搐之法，贵以宽气为妙，气顺则搐停，此自然之理”。在治法上具体提“若阳实证，煎五和汤调三解散主之，此急惊有搐之类。若阴虚证，煎固真汤调宽气饮治之，此慢惊有搐之类。若暴感此证，未别阴阳虚实，先用五苓散和宽气

饮，及少加宽热饮，三药合用，姜汁沸汤调灌即解”。针对蓄气而成搐者，尤善用枳壳、枳实等理气药以调畅气机。

3. 擅用五苓散治急惊

对于急惊风的治疗，曾氏主张先解风热，次理痰气。《活幼心书·明本论·急惊风五》载：“先以五苓散加黄芩、甘草水煎，或百解散发表；次通心气，木通散、三解散；疏涤肝经，安魂退热，牛蒡汤、防风汤主之。惊风既除之后，轻者投半夏丸，重者下水晶丹，与之去痰，免成痴疾。”其治疗急惊擅用五苓散，认为“五苓散内有泽泻导小便，心与小肠相表里，小肠流利，心气得通，其惊自减。内有桂，木得桂则枯，是以能抑肝气，其风自停”。《活幼心书》内有多处曾氏应用五苓散治疗惊风的病例。如《活幼心书·吴序》介绍曾氏应用五苓散治愈前同知衡州府事胡省斋其子惊风；《活幼心书·明本论·遇诸途救治惊风八》介绍曾氏应用五苓散、苏合香丸、宽气饮治疗三岁孩童惊风，面青黯色，目闭神昏，不省人事的案例。《活幼心书·吴序》指出“五苓散在诸家，止用之解伤寒、温湿、暑毒、霍乱，而德显于惊风、痰搐、疮疹等疾通四时而用之”，可见曾氏灵活应用五苓散，扩大了五苓散在临床上的应用范围。

4. 阐明惊痫关系，重视惊风预防

曾氏《活幼心书·决证诗赋·痫证四十四》载“惊传三搐后成痫”，《活幼心书·明本论·痫证二十》载：“阳痫者，因感惊风，三次发搐，不与去风下痰，则再发。然三次者，非一日三次也，或一月，或一季，一发惊搐必经三度，故曰三次。所谓惊风三发便为痫，即此义也。”非常简明地说明惊风反复发作会导致癫痫，故曾氏非常重视惊风的预防。《活幼心书·明本论·急惊风五》载：“大凡幼稚，欲令常时惊悸不作，在乎肾脏和平。故戴氏曰：治惊不若补肾。谓心属火，火性燥，得肝风则烟焰起，至生惊悸。补肾则水升火降，邪热无侵，虽有肝风，不生惊骇。”指出用补肾地黄丸或琥珀抱龙丸预防惊风发作。

5. 慢惊注重脾胃

曾氏认为，慢惊风虽同属阴证，其候皆因外感风寒，内作吐泻，或得于大病之余，或误传误转之后，急惊风转变为慢惊风，有因洞泄而转变为慢惊风，有过用下药而转变为慢惊风者。病机为“阴盛生寒，寒为水化，水生肝木，木为风化，木克脾土，胃为脾之腑，故胃中有风，瘛疭渐生”。因此以温补脾胃为主兼以定惊，如“青州白丸子、苏合香丸、冲和饮、七宝散、胃苓散”等，不可一味投以寒凉重镇药物，以使阴证加重。

三 提出五软病名，阐发解颅与肾相关

关于五软的病名，宋代以前的医书未见专题论述，多数医家将其纳入“胎弱”“胎怯”等疾病中论述。曾世荣在《活幼心书·明本论·五软三十八》中第一次提出“五软”的病名，并具体指出“头、项、手、足、身软是名五软”与“胎弱”“胎怯”等疾病加以区分，其病因多为先天精气不足。治疗上强调健脾补肾复元，并以调元散、补肾地黄汤渐次调养。后世医家对“五迟”“五软”的研究无不是从曾世荣的学术思想中得到启发，并将之发扬光大。曾氏对小儿颅囟及脑很重视。《活幼心书·明本论·五软三十八》指出“有解颅一证，其囟缝不合，此肾气不足。肾主骨而脑为髓海，肾气不足则脑髓不满，故不合也，名曰解颅”，强调解颅与肾气不足有关，肾与脑髓的关系密切。

四 敢于纠正谬误，提出自己见解

在《活幼心书·决证诗赋·议金银薄荷八》一文，指出“薄荷汤内用金银，多为讹传误后人”，曾氏经过多方查阅文献和反复考证，终于在北宋医家何澄的有关论著中弄清真相。原来古方中金银薄荷就是金钱薄荷，“即今之家园薄荷叶小者，是其叶似金钱花叶，名曰金钱薄荷。此理甚明。”在叙述小儿

脉诊时，曾氏曾明确指出前人所传文献记载中有明显的错误。“叔和《脉经》曰：孩儿三岁至五岁，呼吸须将八至看，乃以八至为平。”他通过反复查阅有关文献，并结合自己的临床医疗实践得出：孩童脉搏当以一息六至为平脉的正确结论。至于一息八至则为数脉，乃是病脉，当主发热作惊。在《活幼心书·决证诗赋·赤白痢三十七》一文中曾氏反对世人“无积不成痢疾”之论，主张在治痢过程中分阴阳论治，辨证求因。又在《活幼心书·明本论·急惊风五》一篇痛斥庸医滥用金石治疗急惊之弊。“愚尝感慨诸人，每见惊风搐作，不明标本，混为一证，遽然全用金石、脑、麝、蜈、蚕、蛇、蝎，大寒搜风等剂投之，耗伤真气，其证愈甚，多致弗救。”盛暑用附子等大辛大热以温补脾胃，寒冬腊月用大黄一类苦寒药，本是医家之大忌，但在某些特殊情况下，就得打破这一常规。其在《活幼心书·明本论·评非时用附子大黄》篇中指出：“小儿证候最易虚易实，要辨证施治得宜，如隆暑戒用附子，隆寒戒用大黄，若用之是实实虚虚，损不足而益有余，此亦理到之论，以愚评之，拘一法者不足以善兵，泥一说者不足以善学，在乎变通而已。”

五 重视小儿疾病的预防保健

曾世荣非常重视小儿疾病预防，《活幼心书·明本论·小儿常安四十三》“与其病后求良药，不若病前能自防”，在具体的保健、预防上，认为小儿吃得过饱或穿得过暖，非徒无益，反而有害。有些父母只要听到孩子啼哭，便误以为是饥渴所致。《活幼心书·明本论·小儿常安四十三》载：“遽哺之以乳食，强之以杂味……不问生冷甘肥时果，听其贪食，遂伤脾胃，不吐则泻，或成痞积浮肿，传作异证。”另有一些父母，唯恐孩子受寒，“有遇清朝薄暮，偶见阴晦，便加以厚衣重衾，或近于红炉烈焰，又且拘之怀抱，唯恐受冷。及长成者，所爱亦复如是，遂致积温成热，热极生风，面赤唇红，惊掣烦躁，变证多出，此乃失于太暖之故。”这种饱食厚衣的方法，名曰爱之，其实害之。因此，“大凡幼稚，要其常安，在乎谨寒暄，节饮食，夫复何虑”，认为最好的保健方法是让孩子经常保持一种微饥微寒的状态。《活幼心书·明本论·小儿常安四十三》曰：“殊不知忍一分饥，胜服调脾之剂；耐一分寒，不须发表之功。余故曰：孩提之童，食不可过伤，衣不可太厚，此安乐法也。为父母者，切宜深省。”《活幼心书·决证诗赋·小儿常安七十四》曰：“四时欲得小儿安，常要一分饥与寒。但愿人皆依此法，自然诸疾不相干。”这是幼儿保健行之有效的传统方法。

六 重视疾病的饮食调摄

曾氏治病，重视疾病的饮食调摄。如治小儿水肿，《活幼心书·明本论·肿证十六》“味咸能溢水者”，指出忌盐至关重要。又指出忌盐时间长短应视病情而定，“重则半载，轻则三月，须脾胃平复，肿消气实，然后于饮食中旋以烧盐少投”，曾氏在当时医疗水平下能有这种见解，确实难能可贵，足见其医学造诣之深厚。

七 善用古方 创制新方

曾氏的名方“琥珀抱龙丸”即由钱乙“抱龙丸”（天竺黄、雄黄、辰砂、麝香、陈胆星）加健脾行气等药而来，药性温平，不僭不燥，善能祛风化痰、镇心解热、和脾胃、益精神。根据不同病情选用葱汤、薄荷汤、淡姜汤、温净汤、灯心汤、麦门冬熟水化送服。现代有医家以此化裁治疗肝郁脾虚、痰火扰心型多发性抽动症亦效，扩大了古方适应证。

曾世荣始以仁爱之心对待患者，总以救死扶伤和解除病人痛苦为己任，普济苍生，随时救治患儿。《活幼心书·明本论·遇诸途救治惊风八》记载了曾氏在衡州郊外遇到一对夫妇携三岁小儿准备进城探亲，不料在半路上忽得惊风，不省人事，病势危重。这对夫妇放声痛哭。曾世荣当即进行诊察，觉得还有救。在田头地边拾到半只破碗和一小块生姜，便跑到小溪边将破碗和生姜洗干净，即将生姜嚼碎捻汁于破碗中，再从随身携带的药箱里取出五苓散、苏合香丸、宽气饮等药剂放置在姜汁中，加上清水搅拌调和好，慢慢地将药液给小儿灌服下去。后小儿终于苏醒过来。曾世荣行医认真细致，精心诊治，一丝不苟，《活幼心书·明本论·为医要量大见高七》中记载了曾氏治疗王千户小儿所患头痛病的详细经过。王千户携家眷及二岁小儿从广西坐船沿湘江而下至衡州，在行船途中小儿开始患头痛，到岸以后便多方请医生治疗，均不取效。后经曾世荣反复诊察，又仔细询问行船经过，得知在途中船篷曾被大风吹落，孩子头部被船篷扫了一下，事后孩子便叫嚷头痛。曾氏断定孩子得病与船篷有关，便仔细触摸孩子头部，谁知一摸孩子便大哭大叫，曾氏将孩子携出户外光亮之地仔仔细细地察看，终于发现有小篾签刺入了孩子头顶囟门旁边的头皮之中。其当即将小篾签取出，随即孩子头再也不痛了。可见曾氏行医的认真细致。而且曾氏为人谦虚谨慎，尊重同行。《活幼心书·决证诗赋·戒毁同道三》载："大抵行医片言处，深思浅发要安详，更兼忠厚斯为美，切戒逢人恃己长。"认为医生应当忠厚老实，谦和安详，绝不可自逞己能，恃才傲物。认为诽谤同行，打击别人，抬高自己，贪图钱财，这是很不道德的。医生各有专攻，绝不可以己之长而较人之短，同行应当彼此尊重，互相学习，取长补短，这才是正确的态度。

（许先科）

参考文献

[1] 李国菁，潘远根.《活幼口议》作者考 [J]. 中医文献杂志，2003（3）：21-23.

[2] 陈代斌.惊风四证八候应出自《普济方》[J]. 浙江中医杂志，1984（11）：498.

[3] 朱杰.《活幼心书》学术思想咀华 [J]. 中医药通报，2007，6（5）：40-42.

鲁伯嗣

鲁伯嗣，明代人，籍贯、生平不详，所著《婴童百问》约成书于1506年。书中的《王云凤序》和《萧谦序》，述其流传情况，以为此书相传为鲁伯嗣撰、郭静之所藏，后由其子郭坤初刊于正德元年（公元1506年）。《萧谦序》中曰："诸方或者乃钱氏遗意，抑亦鲁伯嗣学之所辑录者与？"王肯堂在评论此书时认为，此书所论儿科，"病无遗载，方有余奇，开卷昭然"。书中采用列问答疑的形式进行论述，内容所涉，甚为全面丰富，从婴幼儿的初生、养护直至成童的病候诊治，列为一百个问题，故名"婴童百问"。每个问题均详述其缘由、证候表现、治法方药。在论证方面，既本经论，更博采众家，其中以葛洪《肘后方》、巢元方《诸病源候论》、孙思邈《备急千金要方》、钱乙《小儿药证直诀》、杨仁斋《仁斋直指方论》等明代以前各家著作采录甚多，取材审慎、精要，融汇诸说，而自成一体。所选方剂达五百余首，多为常用有效，颇切临床实用。

一 提出五脏病治疗大法

钱乙继承了源自《内经》的五脏补泻法，并首创儿科的五脏辨证和五脏补泻。鲁氏亦重五脏辨证和五脏补泻，在书中《五脏所主（第六问）》《五脏病证（第七问）》，直接引用钱乙《小儿药证直诀》有关内容，并提出五脏病证的治疗大法："大抵肝病以疏风理气为先，心病以抑火镇惊为急，脾病当温中消导，肺病宜降气清痰，肾则补助真元，斯得其治法之大要也。"从而确立了儿科五脏病治疗法则。在其后的五脏分论中，鲁氏在引用《小儿药证直诀》相关原文的基础上进一步补充或阐发。由此可见，鲁氏在继承钱乙《小儿药证直诀》五脏辨证和五脏补泻理论的基础上，提出了五脏病的治疗大法，并在其后各节的具体运用中充分体现。如：肝病，大黄丸（大黄、木香）之理气除骨蒸；心病，泻心散（黄连）之抑火清心；脾病，益黄散（陈皮、丁香、诃子、青皮、甘草）之温中消导；肺病，甘桔汤（甘草、桔梗）之理气化痰等。此治疗大法不仅完善和发展了小儿的五脏辨证理论，对临床应用也具有直接的指导作用。

二 完善钱乙"五脏病"相关内容

鲁氏继承钱乙所创的小儿五脏辨证理论，并进一步加以完善。鲁氏在《惊痫（第十九问）》中将痫按病关五脏分为五痫："面赤目瞪，吐舌啮齿，心下烦躁，气短息数者，曰心痫。面唇俱青，其眼上窜，手足拳挛，抽掣反折者，曰肝痫。面黑而晦，振目视人，口吐清沫，不动如尸者，曰肾痫。面如枯骨，目白反视，惊跳摇头，口吐涎沫者，曰肺痫。面色痿黄，眼睛直视，腹满自利，四肢不收者，曰脾痫。"在《惊风（第二十问）》认为惊邪因侵犯脏器不同故表现各异："惊邪入心，则面红脸赤，惕惕夜啼。惊邪入肝，则面目俱青，眼目窜视。惊邪入肾，则面黑恶叫，啮奶咬牙。惊邪入肺，则面色淡白，喘息气乏。惊邪入脾，则呕吐不食，虚汗多睡，面色淡黄。"在《风症风热（第二十八问）》将五脏中风而病分为："心中风则偃卧不能倾侧，发热失音，其舌焦赤……肝中风则踞坐不得低头，左胁疼痛，诸筋挛急，头目转动，上视多怒，其目青……肾中风则踞坐面浮，腰脊痛引小腹，其耳黑……

肺中风则偃卧胸满、喘息咳嗽、躁闷汗出，其鼻白……脾中风则踞坐腹满，皮肉瞤动，四肢不收，其唇黄……”在《目内症（第三十四问）》将目内症按五脏进行辨证：“目内赤者心热，导赤散主之。淡红者心虚热，生犀散主之。青肝热，泻青丸主之，浅淡者补之。黄者脾热，泻黄散主之。无精光者肾虚，地黄丸主之。”在《疳证（第七十九问）》将疳证按五脏受病分为“五疳”：“心疳即惊疳，外症身体壮热，脸赤唇红，口舌生疮，胸膈烦闷，小便赤涩，五心烦热，盗汗发渴，咬牙虚惊是也。肝疳即风疳，外症摇头揉目，白膜遮睛，眼青多泪，头焦发立，筋青脑热，躁渴汗多，下利疮癣是也。肾疳即急疳，外症脑热肌削，手足如冰，寒热时来，滑泄肚痛，口鼻干渴，齿龈生疮，爪黑面黧，身多疮疥是也。肺疳即气疳，亦名疳䘌，外症咳嗽喘逆，壮热恶寒，皮肤粟生，鼻痒流涕，咽喉不利，颐烂唾红，气胀毛焦，泄利频并是也。脾疳即食疳，亦名奶疳，内症身面俱黄，肚大脚细，吐逆中满，水谷不化，泄下酸臭，合面困睡，减食吃泥也。”在《疮疹（第一百问）》将疮疹与五脏相关联：“疮随五脏见证，未发则五脏之证悉具，已发则归于一脏，受毒多者见之。故肝脏水疱（泪出如水，小而疱青），肺脏脓疱（其涕稠浊，色白而大），心脏发斑（血疱色赤而小），脾脏发疹（色黄微赤，有小斑疮），惟归肾则变黑焉（青紫干陷）。”以上对五脏辨证具体实施的论述除“目内症”和“疮疹”与《小儿药证直诀》中相关内容几近雷同外，余内容均有不同程度的补充和发挥。可见，鲁氏不仅继承了钱乙“五脏病”辨证的思想，并且还加以完善和发展。

三 首创“五硬”“乳嗽”“内钓”“积滞”等病名

鲁氏在《五硬（第二十七问）》中提出五硬病名，并认为是“风症”：“五硬则仰头取气，难以动摇，气壅疼痛连胸膈间，脚手心如冰冷而硬，此为风症难治。”治以小续命汤加减。小续命汤始出《千金要方》，原方主治风中经络之证。风为阳邪，“中风”可理解为颅内感染，与现代医学中的痉挛型脑性瘫痪相关。美国妇产科学会和美国儿科学会对脑性瘫痪的病因进行了深入研究，2003年两个学会共同发表了研究报告，指出了感染是导致脑性瘫痪的重要原因之一。由此可见鲁氏对五硬病名的提出、病因的分析和治疗手段的提出都是客观和准确的。

乳嗽（百晬内嗽）为小儿百日内有痰嗽者，该病名出自《百晬内嗽（第五十五问）》：“此名乳嗽，实难调理，亦恶症也。”并认为对于本病需审虚实而治，“实者散之，虚者补之”。且尤其注重定惊治疗，实证治以比金丸清热化痰定惊，药用：南星、茯苓、青黛、琥珀、远志、石菖蒲、天麻等；虚证用补肺散、天麻散（丸）补肺化痰定惊，药用阿胶、马兜铃、牛蒡子、糯米、人参、杏仁、天竺黄、胆星、白附子、天麻、僵蚕、蝉蜕、全蝎等。

鲁氏在《天钓内钓（第二十一问）》云：“有内钓者，腹痛多啼，唇黑囊肿，伛偻反张，眼内有红筋斑血，盖寒气壅结，兼惊风而得之。经云：内钓胸高，时复渐安，眼尾红脉见是也。”内钓相似于西医学所说的腹型癫痫，鲁氏责之以寒气壅结，兼惊风而得，故治以温中行气，祛瘀通络，解痉镇惊，常用药为人参、木香、沉香、槟榔、姜黄、乳香、没药、琥珀、天麻、钩藤、全蝎、乌梢蛇等。

鲁氏在《积滞（第四十九问）》云：“小儿有积滞，面目黄肿，肚热胀痛，复睡多困，酷啼不食，或大肠闭涩，小便如油，或便利无禁，粪白酸臭，此皆积滞也。”积滞多因乳食停滞不化所致，致使脾胃升降失调，脾不升清，胃不降浊，历代医家多主张“积者消之”，乳积予消乳丸，食积予保和丸。内消其积固为常法，而乳食积滞为有形实邪，单纯内消，临床往往难见速效，“六腑以通为用”，如治以导滞下积，如此便能迅速恢复脾胃升降功能。对于积滞，鲁氏正是以行气导滞之法治之，方用木香丸、木香槟榔丸、神芎丸、推气丸、槟榔丸、下积丸、五珍丸等，且特别推崇用自己所创制的推气丸进行治疗，该方由大黄、陈皮、槟榔、枳实、黄芩、黑牵牛各等分制成，用于

“治三焦痞塞，气不升降，胸膈胀满，大便闭涩，小便赤少”。方中黑牵牛助生大黄通腑泻热，枳实、槟榔行气导滞，陈皮理气和胃，因积久化热，以黄芩清解郁热。现临床将推气丸用于治疗胆总管梗阻、胆总管结石、粘连性肠梗阻等病，疗效显著。

四 证治方药特色

1. 惊风

宋代钱乙《小儿药证直诀》将惊风分为急惊和慢惊，并以心主惊、肝主风的理论对小儿惊风进行了论述。鲁氏亦将惊风分为急惊、慢惊。认为急惊由“痰”“热”“风”所致，病因在心、肝，“热甚则风生，风属肝”，“盖由内有实热，外夹风邪，心经受热而积惊，肝经生风而发搐”，临床表现为“牙关紧急，壮热涎潮，窜视反张，搐搦（搦者十指开合）颤动，唇口眉眼眨引频并，口中热气，颊赤唇红，大小便黄赤，其脉浮数洪紧”，并认为“此阳盛阴虚也，故利惊丸主之，以除其热痰”，常用药为薄荷、竹叶、牵牛末、天竺黄、胆南星、白附子、青黛、琥珀、蝉蜕、僵蚕、天麻、全蝎等。并认为不可过用寒凉峻下之辈，以免转成慢惊。鲁氏认为慢惊由病后或吐泻所致脾胃虚损，临床表现为“或吐或泻，痰鸣微喘，眼开神缓，睡则露睛，惊跳搐搦，乍发乍静，或身热身冷，四肢热，口鼻冷气，面色淡白淡青，或眉青唇青，其脉沉迟散缓”，治疗大法为“生胃回阳”，佐以祛风，常用药为附子、川乌、木香、白附子、人参、白术、茯苓、胆南星、全蝎等。而“如脑、麝、巴霜寒凉通关利肠之辈，一切禁止”。慢脾风首见于《小儿卫生总微论方·卷四·惊痫论上》：“小儿亦有因惊所传，或诸病久发，见此证者，皆因脾胃虚怯，而生风所为也，故俗谓慢脾风矣。实乃阴搐之危候，治当去脾间风，风退利止，以补脾胃。”慢脾风是慢惊风发展到最危重阶段的一种类型：“由慢惊之后，吐泻损脾，病传已极，总归虚处，惟脾所受”，鲁氏认为病机为“阴气极盛，胃气极虚"，临床表现为："面青额青，舌短头低，眼合不开，困睡中摇头吐舌，频呕腥臭，禁口咬牙，手足微搐而不及收，或身冷，或身温而四肢冷，其脉沉微"。治法大要为生胃回阳，待胃气渐复后即止，而以温平之药调理，佐以豁痰祛风，常用药为附子、人参、白术、茯苓、橘红、木香、南星、半夏、白附子、僵蚕、地龙、全蝎等。

2. 痫病

痫病为临床常见难治性疾病之一。隋·巢元方《诸病源候论》根据痫病的病因和证候特点将其分为风、惊、食三种，又根据病变属性分为阴、阳两类。鲁氏亦将痫病分为风痫、惊痫、食痫，根据病变性质部位分为阳痫、阴痫。"发痫者，小儿之恶病也，幼小血脉不敛，骨气不聚，为风邪所伤，惊怪所触，乳哺失节，停滞经络而得之。""始者身体有热，抽掣啼叫，是为阳痫，阳病脉浮，面色光泽，病在六腑、肌肤，此犹易愈。始者身体无热，手足清冷，不抽掣啼叫，是为阴痫，阴病脉沉，面色黯晦，病在五脏骨髓，此最难痊。"其症状表现为："神气怫郁，瞪眼直视，面目牵引，口噤涎流，腹肚膨紧，手足搐掣，似生似死，或声或默，或项背反张，或腰脊强直"，并且将痫病与惊风相鉴别："但四肢柔软，发而时醒者为痫；若一身强硬，终日不醒，则为痓痉矣。"治疗大法为："风痫先为之散风，惊痫则先为之利惊，食痫则先为之消积，续以定痫等剂主之。"治风痫以薄荷散为主，常用药为薄荷、羌活、独活、荆芥、防风、天麻、白附子、胆南星、天竺黄、蝉蜕、僵蚕、全蝎等；治惊痫以比金丸为主，常用药为琥珀、远志、石菖蒲、茯神、龙齿、麦冬、胆南星、天麻、犀角等；治食痫以妙圣丹为主，常用药为巴豆、轻粉、代赭石、杏仁、南星、白附子、天麻、全蝎等。宋·杨仁斋在《仁斋直指小儿方·发痫方论》中指出，心窍瘀血可导致痫证，"大概血滞心窍，邪气在心，积惊成痫"，治疗宜"通行心经，调平心血，顺气豁痰"。鲁氏亦强调在治疗的过程中需注意活血通经活络，常用药为大黄、当归、赤芍、川芎、郁金、琥珀、蜈蚣等。同时指出，"阴阳二证，别而治之"，"阳证不可用温，阴证不可用寒”。

3. 呕吐

鲁伯嗣认同钱乙所说的“初生下拭掠小儿口中秽恶不尽，咽入喉中，故呕吐，及多生诸病”，这描述的就是新生儿咽下综合征，为出生时胎儿吞入羊水过多，表现为初生后即出现呕吐。鲁氏认为乳食伤胃、胃中蕴热（热吐）、脾胃虚寒（冷吐）、风痰犯胃（风痰吐）均可导致胃失和降，进而引起呕吐。对于乳食伤胃所致的生理性呕吐，鲁氏认为：“若吐自口角出，此是乳多消化不出，满而则溢，此非病也。”除了让乳母哺乳时有所节制外，可治之以宽中快气、消乳食，方用消乳丸、消食丸，常用药为神曲、麦芽、砂仁、香附、陈皮等。热吐多在秋夏伏暑之间发生，为暑热所伤导致，表现为头额温、流黄涎、唇干、渴喜冷饮、五心烦热、小便赤少等，可服香薷散、五苓散，常用药为香薷、扁豆、厚朴、葛根、白术、茯苓、猪苓等。冷吐为外感风冷，或食生冷瓜果过多伤胃所致，表现为食入即吐、呕吐不止、面唇青黑、四肢不温、口多清涎，或伴腹泻，大便清白或如鼻涕、鸡子清等，治以温养脾胃，方用理中汤，常用药为人参、白术、茯苓、干姜、石莲肉、黄芪、半夏、陈皮、木香、藿香等。风痰吐多在伤风后出现吐乳夹痰，治以疏风化痰，常用药为半夏、竹茹、天南星、白附子、茯苓、陈皮、枳实等。

4. 疳证

《素问·厥论》曰“脾为胃行其津液者也”，水谷精微有赖于脾之运化才能“灌溉四旁”。鲁氏亦宗钱乙所云：“诸疳皆脾胃之病，内亡津液之所作也，因大病或吐泻后，以药吐下，致脾胃虚弱，内亡津液。”其临床表现为：“头皮光急，毛发焦稀，腮缩鼻干，口馋唇白，两眼昏烂，揉鼻挦眉，脊耸体黄，斗牙咬甲，焦渴自汗，尿白泻酸，肚胀肠鸣，癖结潮热，酷嗜瓜果咸酸，炭米泥土，而饮水饮者。”同时鲁氏依从钱乙将疳证与五脏辨证结合起来，将疳证分为“心疳”“肝疳”“肾疳”“肺疳”“脾疳”。因“脏腑停积已久，莫不化而为虫”，因此除和胃、退疳热外，治疳还得杀虫。常用药为麦芽、神曲、人参、陈皮、青皮、木香、肉豆蔻、胡黄连、黄连、使君子、川楝子、槟榔、芜荑、芦荟、雷丸、鹤虱、乌梅等。同时对心疳侧重于安神定惊，药用茯神、琥珀、远志、石菖蒲、钩藤、龙齿等；肝疳侧重于清肝息风，药用青黛、龙胆草、黄连、川芎、天麻、防风、蝉蜕、全蝎等；肾疳侧重于补益肝肾，药用六味地黄丸；肺疳侧重于宣降肺气、清泄肺热，药用苏子、前胡、桔梗、桑白皮、黄芩、天冬等；脾疳侧重予温脾助运，药用白豆蔻、砂仁、山楂、麦芽、青皮、陈皮、香附等。

5. 疝气

中医分水疝（鞘膜积液）和狐疝（腹股沟斜疝）。鲁氏在《阴肿疝气（第八十六问）》中所述的疝气为水疝，认为“小儿生下亦有如此者，不疼不痛，此皆不须攻击，不治而自愈”，指出婴儿疝气来自先天，而且多能自愈。临床上，我们常能见到婴儿期少量鞘膜积液可在 2 岁以内消失。但“若肿痛甚急，当服药”，指出当鞘膜积液量大肿痛明显者，需治以温阳行气利水，药用五苓散加减：泽泻、猪苓、白术、茯苓、辣桂、木香、青皮、陈皮、槟榔、芫花等；如有湿热，则用三黄丸（黄连、黄芩、大黄）治之。

6. 腹痛

鲁氏认为，腹痛的病机为“邪正交攻，与脏气相击而作也”。对于腹痛，首先，应分寒热：“夹热而痛者，必面赤或壮热四肢烦，手足心热见之。夹冷而痛者，必面色或白或青，手足冷者见之。冷甚而变症，则面黯唇口俱黑，爪甲皆青矣。”其次，需辨明虚实。实证多责之于气滞、实热、寒积、食积，治以行气导滞、清热导滞、温中行气，或消积导滞，行气导滞方用桔梗枳壳汤，常用药为桔梗、枳壳、青皮、陈皮、香附、大黄等；清热导滞方用大柴胡汤或大承气汤，常用药为赤芍、黄芩、枳实、大黄等；温中行气用七气汤或桂枝加大黄汤，常用药为人参、辣桂、益智仁、青皮、陈皮、香附等；消积导滞用消积丸或白饼子，常用药为丁香、砂仁、香附、益智仁、甘松、使君子、乌梅、巴豆、轻粉等。虚证主要责之于肝脾不和，治以调和肝脾，缓急止痛，方用芍药甘草汤或桂枝加芍药汤。

7. 遗尿

鲁伯嗣在《遗尿（第七十七问）》除了将遗尿责之以膀胱虚冷外，提出治疗时“益智之剂，亦不可阙”，这与一些遗尿患儿睡眠较深，难以唤醒，夜梦纷纭的临床表现是相符的，此时需治以益智醒神之剂，如益智仁、茯神等药。在中医儿科古籍中，《婴童百问》首次提出应以“益智安神”法治疗小儿遗尿。

8. 泄泻

鲁氏将泄泻分为“冷泻”“热泻”“伤食泻”“惊泻”。认为冷泻为“脾虚受冷”所致，表现为“小儿不能食乳，泻褐水，身冷”，治当健脾，以益黄散温中行气止泻，常用药为：丁香、青皮、陈皮、人参、苍术、白术、茯苓、干姜、肉豆蔻、诃子等。热泻表现为“大便黄而赤，或有沫”，“小便赤少，口干烦躁”，治以行气化湿、清热生津，常用药为藿香、枳实、黄芩、黄连、泽泻、茯苓、猪苓、车前子、白术、白芍、天花粉、葛根等。对于伤食泻的治疗，鲁氏认为：“不宜便补，先用消食药，或用紫霜丸取其积尽，然后可补。”消积导滞用进食丸，常用药为木香、枳壳、杏仁、巴豆霜等，消食助运用香橘饼，常用药为木香、香附、青皮、陈皮、厚朴、神曲、麦芽等，最后以异功散或四君子汤调理善后。鲁氏认为惊泻的病因病机为“慢惊病后，或吐泻胃虚，或气弱因惊”，其临床表现为“眼白如淡墨，下痢青黄”，治疗当以温脾止泻，佐以平肝镇惊，常用药为砂仁、木香、人参、茯苓、白术、扁豆、天麻、钩藤、蝉蜕、僵蚕、全蝎等。

9. 汗证

分为盗汗和自汗。一般认为，盗汗多责之于阴虚内热或气阴两虚，鲁氏认为，脏腑积热也可导致盗汗：“腑脏积热，熏灼肌体……日夜潮热，夜有盗汗”，方用千金龙胆汤，常用药为柴胡、龙胆草、黄芩、茯苓、芍药、大黄等。一般认为，自汗多责之于气虚、阳虚，鲁氏认为外感热病、气分热盛及半表半里之热证均可引起自汗："有伤寒热症自汗，当以小柴胡加龙胆治之。夏月自汗多，宜白虎汤主之。热多自汗而喘者，葛根黄芩黄连汤主之。"由此可见，汗证虽属虚证居多，鲁氏认为也有邪热郁蒸迫津外泄致汗的实证，故以泻实之法治之。

（李国芳）

参考文献

[1] 鲁伯嗣．婴童百问 [M]. 北京：人民卫生出版社，1961.

[2] 吴少祯．《婴童百问》学术特点浅探 [J]. 天津中医学院学报，1988，3：28.

[3]王伯岳，江育仁．中医儿科学 [M]. 北京：人民卫生出版社，1984：857.

[4] 杨德明．推气丸在腹部急重症中的运用 [J]. 江西中医药，1994，5：8-9.

薛铠 薛己

薛铠，字良义，明代医家，吴县（江苏苏州）人，弘治间，任太医院医士，后赠为院使，以儿科见长，所著《保婴撮要》一书，尤为后世效法。

薛己，铠之子，字新甫。号立斋，生于公元 1487 ～ 1558 年（明·成元丁未～嘉靖己丑）。己承父业。正德时（公元 1506 ～ 1521 年）选为御医，擢太医院判。嘉靖间（公元 1522 ～ 1566 年）迁太医院使，薛己于内、外、妇、幼、正体、口齿各科，无所不通，尤精于疡科。

薛己是明朝中叶一位很著名的医家，影响很大，能在金元四大家之外，另出手眼，别开生面，从而形成了以薛己为先导的明清温补学派。

薛己的学术思想，实渊于张元素的脏腑辨证，又依李杲的脾胃论为其核心；复遥承王冰，钱乙之说，重视肾中水火，以及脾与肾的关系，治病无问大小男女，均以治本为第一要义。因而在儿科中，也贯穿着上述学术特点。

薛氏撰述宏富，刊于明万历年间的《薛氏医案》为薛氏一家之丛书。其中有关儿科的著作有《保婴撮要》《保婴粹要》；校注的有《校注钱氏小儿药证直诀》《校注陈氏小儿痘疹方论》《保婴金镜录注》等，尤以《保婴撮要》为其儿科代表作。

《保婴撮要》共 20 卷，前 10 卷论述婴儿初生护养法，儿科疾病诊法，变蒸、五脏主病，以及幼儿内科杂病的证治；此为薛铠原作，并由薛己补入其临床医案部分。后 10 卷论述有关幼外科、皮科及痘疹等疾病及其医案，均为薛己所撰，书中不仅介绍了较丰富的治法，并收载了大量儿科医案，载有众多方剂，是其特点之一。

一 私淑先哲，自成一家

薛氏在儿科学上的建树，是由于他继承了先贤的学术成就，并从大量的临床实践中总括而成。立斋先后对钱乙《小儿药证直诀》、陈文中《小儿痘疹方论》、不著姓氏之《保婴金镜录》做了注释，并附大量验案加以佐证，以阐发三家之学。立斋选择上述三家著作，是有鉴于钱氏的五脏辨证以及注重脾肾的学术思想；并认为陈氏治痘疹，切合经旨，而超出诸家；《金镜录》之于小儿诊法，别具一格。其勤求古训，融会贯通，但又不妄从，例如对《小儿药证直诀》的注释，不泥于阎季忠的编集，而从临床实际出发，缩简编次，并加以阐发。对于钱乙书中峻攻之方，其又弃而不取，指出"非持钱氏峻攻为不可用也。视古既远，元气亦殊，不欲施之于今年"(《校注钱氏小儿直诀序》)，因而薛氏之学，实能青出于蓝而胜于蓝。

二 倡"病从乳授，药从乳传"说

在《千金要方·少小婴孺方》中已经注意到母乳的变化对小儿的影响。薛氏更重视乳汁对婴儿的影响，强调"病从乳授，药从乳传，儿病母治，兼治其儿"之说。

薛氏认为小儿初生，须令乳母慎七情六淫、厚味炙煿，使乳汁清宁，儿不致疾。否则阴阳偏胜，血气沸腾，乳汁败坏，必生诸症。

乳汁可以影响乳儿的安全，乳汁的成分与乳母的健康、饮食、情绪有关。某些儿科病，通过调治乳母，使乳母清宁，略治其儿，即可见效。现代临床应用此法，应注意乳汁中药物的含量，防止耐药菌株的产生。薛己在四百年前，就能注意乳汁的影响，确是难能可贵的。

三 注于脾胃，善于温补

薛氏对于小儿疾病的辨治，是以钱乙的五脏辨证为依据，五脏之中，尤注重脾胃。薛氏认为："胃为水谷之海，六腑之大源。人身气血脏腑，俱由胃气而生。""小儿虽得乳食，水谷之气未全，尤信胃气，胃气一虚，则四脏俱失所养矣。"(《保婴撮要·养护法》)故每用补中益气汤、六君子汤调治小儿脾胃。

立斋特别赞赏钱乙地黄丸，认为"凡属肾肝诸症不足之症，宜用此以滋化源。其功不可尽述"(《保婴撮要·肾脏》)。

因此在立斋的方案中，六味地黄丸、八味地黄丸，都是习用之剂，尤其是补中益气汤与地黄丸合用更为常见，此脾肾并重，不同于李杲，而注重肾中水火，又异于钱乙。故《四库提要》认为："己治病，务求本原，用八味丸、六味丸直补真阴真阳，以滋化源，实自己发之。其治病多用古方，而出入加减，具有至理，多在一两味间，见神明变化之妙。"确实，薛氏一方面调治脾胃，一方面滋补肾命，重视甘温，不尚苦寒，是薛氏在各科辨证施治中的特色。然其幼科"盖小儿脏腑脆弱，元气易虚，补泄宜用轻之剂，庶无变症。若乳下婴儿，当兼治其母"(《保婴撮要·发热症》)。以及对新生儿的用药剂量："调剂之剂，每服亦不过二三匙；若表散攻伐之药，则每服只可匙许而已。过多则反伤元气，余当量大小虚实加减"(《保婴全镜录注·论初生用药》)，又与他科为异耳！

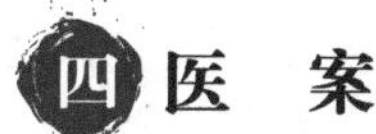

四 医案

一小儿三岁，因惊搐发热，久服抱龙丸等药，面色或赤或青，余曰：始因肝有实邪，故宜用前药，今面色青赤，乃肝经虚热传心矣。遂用六味丸以养肝肾，佐以六君、升麻、柴胡以补脾胃，诸症顿痊。(《保婴撮要·目睛瞤动·治验》)

按：惊搐发热，若因肝实风动，当用抱龙丸，服不愈，已属慢惊，故面色或赤或青，此脾虚而肝木肆动，肾虚而虚风暗作，故用六味丸以养肾柔肝，六君加升柴以补脾御肝，故慢惊之症得痊。

一小儿五岁，发热作渴，右鼻准微赤，或与冷水冻药，即时呕吐，余曰：右腮微赤，肺经虚热也，鼻准微赤，胃经虚热也，先用四君升麻。一剂而吐止。又用白术散二剂而不渴，更用四君子汤四剂而安。(《保婴撮要·发热症·治验》)

按：发热作渴属实热者。当喜冷水凉药，今服时即呕吐，且见腮（属肺），鼻准（属脾）微赤，是肺脾虚热，并非实热，故用四君补气和中。加升麻者，升发脾肺之气以除热，又用白术散者，兼以引津上承而止渴，然总以四君出入变化而收功。

一小儿有哮病，其母遇劳即发，儿饮其乳，亦嗽，用六君、桔梗、桑白皮、杏仁治之，母子并愈。(《保婴撮要·咳嗽·治验》)

按：此儿之哮病与母乳有关，故用六君加味，母子并治，使药从乳传，其效自捷。若单治其母而不兼治其儿，恐药力不胜而病不除；若只治其子而不治其母，又虑病源不除而病不能痊，故母子同治，一方二全。

（俞景茂）

参考文献

俞景茂.薛铠、薛己儿科学术特点探讨[J].浙江中医药杂志,1996(1):32.

万 全

万全，字事，号密斋。祖籍豫章（今江西南昌），生于明弘治十一年（公元1499年），卒于万历九年（公元1582年）。明成化庚子年间（公元1480年）迁居湖北罗田（今湖北省罗田县）。祖传三世名医，祖父万杏坡，以儿科著称于世，尤其擅长治疗痘疹。父亲万筐，字恭叔，号菊轩，也精儿科，曾著有《痘疹心要》。万全继承祖业，以《素问》《难经》为行医之本，熟读《脉经》，精研本草，师承家传经验，融会诸家之学，汇集众长，学验俱丰。尤精于儿科，对小儿生理、病理特点及诊断、治疗提出了许多独到的见解，所处之方多简便实用，效验价廉，对儿科学的发展做出了卓越的贡献。

万全一生著述颇多，20余部，主要著作编辑成《万密斋医学全书》，其中《片玉心书》《育婴家秘》《幼科发挥》为儿科专著。书中基础理论与临床经验融会贯通，并总结了许多家传经验方，其中儿科“祖传十三方”屡试屡效。具有很高的学术价值，至今仍受到学术界的尊崇。现探究其在儿科方面学术成就如下。

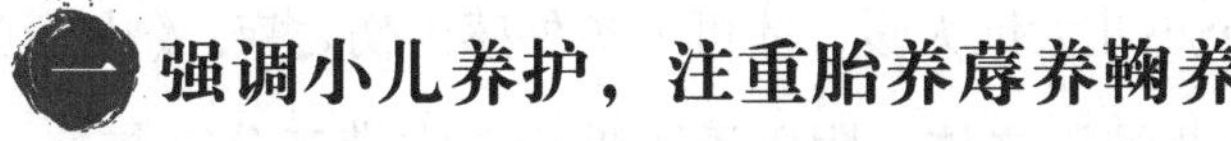

一 强调小儿养护，注重胎养蓐养鞠养

万全在《育婴家秘·十三科》指出：“自妇女妊娠之后，则须行坐端严，

性情和悦，常处静室，多听美言，令人讲读诗书，陈说礼乐，耳不闻非言，目不观恶事，如此则生男女福寿敦厚，忠孝贤明。”还特别提到在妊娠一个月之内，尤须注意养胎，提出“当此之时，血不流行，形象始化，未有定仪，见物而变”。另外，万全指出孕妇还须做到“调喜怒，节嗜欲，作劳不妄”，方能使“气血从之，皆所以保摄妊娠，诸邪不得干焉”，如若不然，“方禀受之时，一失调养，则内不足以为守中，外不足以为强身”，形气不足而发生疾病。

万全认为新生儿的养护在整个小儿时期显得尤为重要，养护不当易发生病证，甚至造成死亡。因此提出了“蓐养防其变”的养护观。对于断脐，在当时条件下，万全提出用口咬最好，或以火烧而断之，断脐后用蕲艾杵烂和棉絮包扎保护其脐，断脐后或脐带已脱落未干时不可让其受风弄湿。这对于防止新生儿破伤风、脐炎、脐部感染等都有重要的临床实际意义。小儿初生当用棉裹指拭尽其口中恶物，若不急拭，啼哭一出，咽下则生百病。若未拭去则可用黄连、甘草等煎水拭之，以清解胎毒。这种应用拭口法进行新生儿口腔护理的方法至今仍被临床广泛采用。

在小儿的调护上，万全强调“鞠养以慎其疾”。“小儿始生，肌肤未实，不可暖衣，暖甚则令肌肤缓弱，宜时见风日”，可见万全反对当时民间流传的认为小儿“不满百日不可抱出屋外”的观点和小儿常衣着过暖的不良养护习惯。在哺乳方面，万全提出“乳母当谨节”，包括节其饮食所好和节制性欲等。小儿饮食有节制，不可纵其所好，否则可导致脾胃受损，日久可以形成厌食、疳证等。指出：“小儿脏腑娇嫩，饱则易伤，饮食失常。”正如其在《育婴家秘·十三科》中所言：“父母常将幼子怜，儿因爱恤取愁烦，育婴家秘无多术，要受三分饥与寒。”指出父母不能过分溺爱孩子，只有节其饮食，适其寒温，勿令小儿太饱太暖，才可避免外感内伤之疾。《片玉心书·小儿治法》亦云：“小儿纯阳之体，阴阳不可偏伤，常带三分饥与凉，此个孩儿易养。”

二、传承五脏辨证，创脏腑有余不足论

宋代著名儿科学家钱乙在《小儿药证直诀》中提出，儿科疾病采用五脏辨证为纲领，以五脏为基础，以证候为依据，辨别寒热虚实为论治准则。万全发挥了钱乙“五脏辨证”理论，认为小儿气血未定，易寒易热；肠胃软脆，易饥易饱。进一步提出了小儿肝常有余，心常有余，脾常不足，肺常不足，肾常不足。万全“五脏有余不足论”的观点是对钱乙“五脏六腑，成而未全，全而未壮”理论的进一步发展。万全认为：“盖肝之有余者，肝属木，旺于春，春乃少阳之气，万物之所资以发生者也。儿之初生，曰芽儿者，谓如草木之芽，受气初生，其气方盛，亦少阳之气方长而未已。故曰肝常有余，有余者，乃阳自然有余也。脾常不足者，脾司土气，儿之初生，所饮食者乳耳，水谷未入，脾未用事，其气尚弱，故曰不足。不足者，乃谷气之自然不足也。心亦有余者，心属火，旺于夏，所谓壮火之气也。肾主虚者，此父母有生之后，禀气不足之谓也。肺亦不足者，肺为娇脏，难调而易伤也。脾肺皆属太阴，天地之寒热伤人也，感则肺先受之水谷之寒热伤人也，感则脾先受之。故曰脾肺皆不足。”（《育婴家秘·五脏证治总论》）可见后世所论小儿五脏之“有余”“不足”之说，其源虽出于钱乙，其学说实倡于万全。

万全在“五脏有余不足”的基础上，结合小儿的特点，认为小儿尚存在着阳有余、阴不足的体质状态，阐发了金元四大家之一朱丹溪的“阳常有余，阴常不足”论，强调了小儿更具有“阳有余，阴不足”的生理特征，进一步补充完善了小儿“五脏有余不足”论。提出了小儿“三有余，四不足”之说，即肝、心、阳常有余，肺、脾、阴常不足，肾常虚。万全这一学说阐明了小儿在生理上既有生机蓬勃、发育迅速的一面，又有脏腑娇嫩、形气未充的一面，这对小儿的护理和疾病防治有着重要的意义。

万全认为由于小儿心、肝有余，因此在病理上，常心肝风火同化，实热

动风之证较为多见；小儿乃“纯阳”之体，感邪后易从热化，同时神气怯弱，邪易内陷心包，导致心火上炎，肝风心火交相煽动，耗伤真阴，使筋脉失养而动风。万全提出“肝主风，小儿病则有热，热则生风”，意即风证多由火热所致，临证多见壮热、惊悸、抽搐、昏迷，甚至角弓反张等“有余”之症。同时认为肝病每能影响其他脏腑，发生乘土、刑金、冲心、耗肾之病变，小儿易出现吐泻、夜啼等病症。由此可见“心常有余”“肝常有余”是儿科疾病向“易实”衍化的病理基础之一。《育婴家秘·五脏证治总论》云：“饱则伤胃，饥则伤脾，热则伤胃，寒则伤脾。”提出小儿脾常不足，易被饥饱寒热所伤，同时“幼小无知，口腹是贪，父母娇爱，纵其所欲，是以脾胃之病，视大人犹多也”（《育婴家秘·调理脾胃》）。小儿肺常不足，全而未壮，易为邪气痰浊和异物所伤。肌肤娇嫩，藩篱疏薄，则邪气易从肌表而入，使娇脏受伤。小儿脾常不足，痰湿内生亦可伤肺。故万全云：“天地之寒热伤人也，感则肺先受之。”肾之精气是人体生命活动的根基，小儿处于生长发育的时期，肾之精气相对不足，发生病变也多以禀赋不足之病为特征。

三 注重生长规律，提出小儿体禀少阳

万全首先提出了“小儿体禀少阳”之说。“少阳”在人体，象征着少火。少火是维系小儿生长发育之生生之气，是人体生命之源。小儿自初离母体，就开始了自身阴阳平衡的生长发育过程。小儿生长发育皆赖阳气的生发，在这个过程中，阳气始终占主导地位，小儿的阴阳平衡是阳气占主导地位的阴阳平衡，是维持小儿健康生长的基础。随着阳气不断生发，阴液亦随之不断滋生，处于“阳生阴长”的不断变化中，这种阴阳平衡的不断更替构成了小儿生长发育的全过程，阳气占主导地位的阴阳动态平衡，是小儿生长发育的原动力。小儿时期阴阳平衡更迭的速度主要取决于阳气的生发速度，更迭的速度时快时慢，但具有一定的规律性，由此形成了小儿生长发育规律，即年

龄越小，生长发育越快。

《幼科发挥·五脏主病》云：“盖肝乃少阳之气，儿之初生，如木方萌，乃少阳生长之气，以渐而壮，故有余也。”可见“少儿体禀少阳”高度概括了“纯阳”和“稚阴稚阳”，全面体现了小儿的生理特点。“体禀少阳”也反映出少儿阳证、表证、热证、实证所占比例要明显高于成人。

四 重视小儿望诊，临证注意四诊合参

《幼科发挥·小儿正诀指南赋》云：“小儿方术，号曰哑科。口不能言，脉无所视，唯形色以为凭，竭心思而施治。”由于小婴儿不会说话无法表达，而家长的表述又未必确切，加之小儿就诊时常哭闹，使气息、脉象改变等，给诊断带来很大困难，故万全认为在儿科临床望诊极为重要，因此诊治小儿疾病时非常注重望诊。万氏在《片玉心书·两颐金匮风门论歌》中指出：“凡看小儿疾病，先观形色，而切脉次之。”在《育婴家秘·辨小儿形色》亦云：“小儿有病观形色，青主惊风红主热，黄为伤食白主疳……肝病须观眼目中，脾唇心舌自相通。肺有病时常在鼻，肾居耳内认其宗。”《育婴家秘·十三科》曰：“临病之时，观形色，便知五脏之症治，所以补之泻之，意之所生，有通神之妙也。”万全上承《灵枢》《素问》，把面部各部分属脏腑，临证时多从面部望诊着手。经过长期临床实践，总结出面部某处色泽的改变，预示着某种疾病的发生，如《片玉心书·额印堂山根论歌》所言：“额红大热燥，青色有肝风。印堂青色见，人惊火则红。山根青隐隐，惊遭是两重。若还斯处赤，泄燥定相攻。”

万全在强调望诊的同时，也注意四诊合参，如《幼科发挥·原病论》云：“望闻问切，医家之大法也。”“儿有大小之不同，病有浅深之各异。观形察色之殊，望闻问切之间，若能详究于斯，可竭神圣工巧者矣。盖望者鉴貌辨其色也；……闻者听知其症也；……问者问病究其原也；……切者切脉察其病

也。”在辨别疾病的寒热虚实时，强调望诊应与他诊结合，同时指出中医辨证只有在四诊合参的基础上结合脏腑辨证，才能准确施治，取得良效。正如万全《育婴家秘·五脏证治总论》中所论：“是病皆从五脏生，不知脏腑亦徒然。细将色脉相参合，对证裁方治不难。”

五 详究病因病机，审因论治小儿惊风

万全继承宋代陈无择的“三因”学说，结合临床特点，提出了更符合儿科临床所见的“三因”：外因为外感六淫之邪；内因为饮食不节；不内外因为客忤（指小儿突然受外界异物、巨响或陌生人的惊吓，而发生面色发青、口吐涎沫、喘息腹痛、肢体瘛疭，状如惊痫者）、跌仆及水火烫伤等。并提出了惊风病因病机的新见解，万氏认为急惊风与慢惊风都是症状，必须审明致病原因。

在小儿惊风分类上，万氏在继承钱乙确定急惊、慢惊基础上，根据自己大量的临床实践，将惊风分为急惊风证、急惊风类证、急惊风变证、惊风后余证、慢惊风证及慢脾风等。在病因方面提出三因说，《幼科发挥·五脏主病》指出：“有外因者，如感冒风寒温湿之气而发热者，宜即发热之。”“有内因者，如伤饮食发热者，即宜消导之，下之。”“有不内外因者，如有惊恐，或客忤中恶得之……宜先去其痰，辰砂膏主之，后安其神，琥珀抱龙丸主之。”并首次提出急惊风后遗症有“急惊风变成痫者”“急惊风成瘫者”“惊风后喑不能言者”等。对于慢惊风的病因病机，万氏认为多与脾胃有关，“因得惊风，医用利凉之药太多，致伤脾胃，元气易虚，变为慢惊。”“五行之理，气有余则乘其所胜，不足则所胜乘之，吐泻损脾，脾者土也，风者肝木所生也。脾土不足，则肝木乘之，木胜土也。”“脾虚则吐泻生风，此脾土败而肝木乘之。”万全对于小儿惊风病因病机、临床辨证论治、遣方用药具有独到见解，对后世医家治疗小儿惊风的理论研究和临床应用有重大的指导意义。

六 重视小儿脾胃，强调固护后天之本

万全继承钱乙的五脏辨证纲领并运用于临床，在治疗上提出了以“顾护正气、调理脾胃”为主独具特色的治疗原则。《幼科发挥·原病论》中强调指出：“胃者主受纳，脾者主运化，脾胃壮实，四肢安宁，脾胃虚弱，百病蜂起。”五脏以胃气为本，脾胃受纳运化正常，则身体健康；如果脾胃虚弱，运化失司，则变生百病。《幼科发挥·五脏主病》中云：“故胃气逆而为上，则为呕吐。脾气逆而为下，则为泄泻。吐泻之病，脾胃为之总司也。”脾胃受伤，升降失常则成吐泻，日久乃为疳积。正如万全曰：“疳证虽有五脏之不同，其实皆脾胃之病也。”因病后或吐泻，脾胃虚损，可发为慢惊。认为诸如疳、惊、吐、泻等小儿常见病、多发病，无一不与脾胃有关。

万全认为“调理脾胃者，医中之王道也”，《育婴家秘·调理脾胃》中云：“苟能饮食有节，寒温适宜，则脾胃强实，外邪不能侵，内邪无由起，何病之有哉？”重视调护，认为通过调理脾胃，使身体强壮则病无由而生。提出：“万物五行皆藉土，人身脾胃是根基，四时调理和为贵，胃气常存怕损亏。”对于调理方法万全在《幼科发挥·五脏主病》中指出：“调理之法，不专在医，唯调乳母，节饮食，慎医药，使脾胃无伤，则根本常固矣。”认为小儿由于形气未充，脾常不足，加之饮食不能自节，寒温不能自调，故脾胃最易受伤。因此，万全在治疗小儿疾病时尤其重视固护后天之本，强调调理小儿脾胃，并提出“节饮食，慎医药”，注重时时顾护脾胃。

七 用药精炼轻灵，慎用攻伐补泻无过

由于小儿脏腑娇嫩，形气未充，易为虚实。因此万全提出在治疗中应以“调理但取其平，补泻无过其剂”作为儿科用药原则。万全告诫人们：“医药

者，儿之所以保命者也，无病之时，不可服药。”若一旦有病，“小儿用药贵用和平，偏寒偏热之剂不可多服”。因“初生小儿，内外脆薄，药石针灸，必不能耐也”。用药平正中和，才无犯小儿生生之气。治疗虚实之证，应以“虚则补之，实则泻之”为原则，补泻之法不可偏废。“病有可攻者急攻之，不可喜补恶攻”，也不可滥用补法，补之不当，其患无穷。《幼科发挥·五脏主病》云：“今之调脾胃者，不知中和之道，偏之为害，喜补而恶攻，害于攻者大，害于补者岂小小哉？”治疗寒热之证应避免治热生寒、治寒生热之弊。偏寒偏热之剂固不可以专用，但还应注意积温可成热，积凉可成寒，所以即使“温平凉平之药，亦不可以群聚久服也”。万全认为用药应遵《素问·五常政大论》所云“治热以寒，温而行之。治寒以热，凉而行之”方为上策。

万全主张小儿用药不可峻攻。因攻伐之品多为苦寒药，可败阳而损胃。金石之品辛热走气以耗阴，易使小儿伤阴化热而滋生病端，亦当少用。提出小儿用药“尤忌巴牛，勿多金石”（《幼科发挥·小儿正诀指南赋》)。《幼科发挥·五脏主病》指出：“下痰之药，慎勿用轻粉、巴豆之类，恐伤元气损脾胃、误杀小儿”。如“轻粉之去痰，硇砂之消积，硫黄之回阳，有毒之药，皆宜远之。”

万全用药精炼，方药多为祖传或自创，在剂型上多用丸散，用量轻而力专，又便于小儿服用，如“万氏牛黄清心丸”等已成为经典中成药，万氏祖传的“养脾丸”“香连丸”等十三方亦在临床上广泛应用。

八 倡导内外合治，善用推拿治疗疾病

万全治疗小儿疾病在辨证用药的同时，还倡导应用推拿、针灸、熨脐、药物沐浴等外治疗法。明清时期是小儿推拿体系的形成与兴盛时期，明代是小儿推拿理论体系的形成阶段。明清之前，小儿推拿称之为“按摩”，到了明代才有了“推拿”一说，万全所著《幼科发挥·五脏主病》一篇中记载：“一小儿得真搐。予曰：不治。彼家请一推拿法者掐之，其儿护痛，目瞪口动，

一家尽喜……”提到了“推拿”一词，是最早提出“推拿”的书籍。

小儿推拿疗法发展到明清，不仅理论水平不断提高，临床经验也不断完善和丰富，也出现了许多著名的医家。万全在临床上善于应用推拿手法与中药内服配合解除儿科病症，《幼科发挥·五脏主病》中云：“一儿发搐，因用推法，暂退。一月后发，如期复发，又推之，或一月一发，或一月再发。……推法者，乃发表之意，痰聚在心不得出也。”应用推拿配合中药治疗痫症，临床疗效显著。万全在应用推拿手法时，注重虚实辨证，在治疗急惊风时提出虚证慎用，正如《幼科发挥·五脏主病》有论：“一儿发搐，先取善推法推之止，后发，病益危甚。……推掐之法，壮实者可用之。如怯弱者，其气不行，推则有汗，反伤元气也。”治疗小儿疾病，万全提倡应用中药及推拿内外合治，重视病情预后转归，根据小儿体质采用不同推拿手法，其丰富的临床经验进一步促进了小儿推拿理论体系的完善。

万全总结了唐宋以来的儿科理论与实践，并结合自己长期的临床实践经验，从孕育期的胎儿保养到幼儿期的抚养与护理，以及儿科临床常见病、多发病的防治，小儿辨证、用药特点等，进行了全面的总结，提出了鲜明的观点，为后世儿科学的完善和进一步发展做出了巨大的贡献。

（陈　华）

参考文献

[1] 傅沛藩，姚昌绶，王晓萍. 万密斋医学全书[M]. 北京：中国中医药出版社，1999：8.

[2] 汪受传，俞景茂. 中医儿科临床研究[M]. 北京：人民卫生出版社，2009：4.

[3] 文颖娟，潘桂娟. 万密斋小儿五脏证治探赜[J]. 中医杂志，2012；53（13）：1092.

[4] 宗旨. 浅析万全辨治小儿惊风[J]. 中医儿科杂志，2011；7（4）：15.

[5] 文颖娟，潘桂娟. 万密斋学术思想特色探析[J]. 中医杂志，2011；52（24）：2077.

张介宾

张介宾，字会卿，号景岳，别号通一子，祖籍四川绵竹县，先世在明代初期以军功显赫而世授绍兴卫指挥，此后便定居于山阴（会稽县）（今浙江绍兴）。生于明嘉靖四十二年（公元 1563 年），约卒于明崇祯十三年（公元 1640 年），享年约 78 岁。幼禀聪明，好读书，其父为定西侯客，侯门奇才异士聚集，张景岳“遍交其长者”，自六经及诸子百家无不考镜，13 岁随其父去北京游学，拜当时的名医金英为师，不几年就尽得其传。张景岳好游任学，曾在各地游学，阅历丰富，后因家境欠佳，约于1620年前后，尽弃所学兵法章句，专心一致，潜心从事医学，对岐黄典籍的研究，更是穷年缕析。因其独有神悟，遂于行医之余，分门注疏，于 1624 年刊行《类经》，之后又将其生平经验编写成《景岳全书》，至晚年又撰写《质疑录》一书。后世医家给予张景岳极高的评价，人多誉之为“医门之柱石”。

张景岳是广义易水学派的重要医家，他的医学理论及其体系，是在当时的时代背景下，深受中国古代传统文化的影响，传承了前贤的学术思想，并不断结合自己的临床经验而逐渐建立的。张元素是易水学派的创始医家，他对于五运六气极有研究，他以运气的盛衰变化来分析病理反应，研究治疗方法，以脏腑的寒热虚实来分析疾病的发生和演变。他的学术思想是继《金匮》《中藏经》之后，又受到钱乙“五脏辨证学说”的影响而成。而李东垣师承张元素，受张元素“脏腑虚实议病”的启示，阐发《内经》土生万物之理论，形成补土派，他认为疾病的发生，都以机体的损伤为主要因素，人体的正气应以脾胃之元气为主。到明代，薛己私淑李东垣，兼及钱乙，最擅长使用李东垣的补脾、钱乙的益肾之法。据有关专家考证，张景岳的学术渊源，首先是对王冰的“水火有无之说”有深刻的研究，又参考张元素之说，出入于李东垣、薛己之间，其师金英是否曾私淑李东垣、薛己尚待考证，然张景岳提出人身之阳既非有余，而真阴亦不足的理论，以胃、脾、肾和命门共论元气，不仅对于李东垣的《脾胃论》有所补充，对于朱丹溪的真阴之说亦大有发展。

张景岳是温补学派的主要代表人物，他的温补学说受薛立斋、李东垣、许叔微等人的影响较大。明代疫情频繁，治疗疫疠多用苦寒药物，病后多因余毒未清，低热缠绵不去。故当时刘河间的“六气多从火化”和朱丹溪的“阳常有余，阴常不足”等说盛极一时。很多医生未能理解刘、朱的精神实质，临床上不辨寒热虚实，滥用寒凉之剂。张景岳有鉴于此，为了扭转时弊，在《景岳全书》中专设“辨河间”“辨丹溪”两节对两家观点大加驳斥，树立起温补学派的大旗。

张景岳学术思想中心为：阳非有余而阴常不足，尤为重视阳气在人体中的作用，张景岳虽重视阳气，但亦不忽视真阴。他在“阴阳互根”思想的指导下，认为阴阳是相对的，两者缺一不可，指出“阴不可以无阳，非气无以成形”，“阳不可以无阴，非阴无以载气”。尊水与重阳并重是其学术思想的核心。

张景岳温补学派的思想表现为，在理论上重视元阴元阳，治疗上注重虚证，用药上偏温补，重视滋阴。张景岳在新方八阵中首列补阵，制新方二十九首，以大补元煎、左归饮、右归饮、左归丸、右归丸为群方之首。养精血，首推熟地黄、当归，其中最具代表性的是纯厚性温之药中的“第一品”熟地黄，张氏在临床实践中对熟地黄的应用达到了炉火纯青的地步，其在左右归四方中均为主药，故后人皆以“张熟地”称之。

年过半百才开始行医的张景岳，把毕生的精力都投注于对《内经》的研读和诠释之中，经三十余年的苦心钻研，著成《类经》一书，“以《灵枢》启《素问》之微，《素问》发《灵枢》之秘”，博采众说，“取先圣之经，以辨前贤之误”，纂成《类经》32卷、《类经图翼》11卷、《类经附翼》4卷、《景岳全书》64卷、《质疑录》45篇。此书将《内经》之文融会贯通，并追溯源流，汇集诸说，纲目分明，条理井然，学术精华彰明于世，为古典医籍的深入研究做出了贡献。

张景岳研读中医典籍，继承前人理论的基础上，以临床经验为依据，理论联系临床实践，进行开创出新。例如在《景岳全书·伤寒典》中，张景岳立足临床实践，从病因学角度创立了“劳力感寒”说，此类伤寒在临床中屡见不鲜。合病、并病是伤寒病的复杂症候，景岳从临床角度出发，提出“今时之病，皆合病、并病”这种符合实践的论述，在当时颇有新意。

张景岳是中医临床大家，对内外妇儿的多种疾病均有独到的见解，对前人的学说多有发明，对前贤的治疗也多根据《内经》或本人的临床经验加以评论、说明，扬其长，纠其误，颇有建树。在学术研究工作中，充分表现了学古不泥古、辨疑不苟同的富有批判精神的治学态度，认为“凡读书稽古之士，宜加精究，勿谓古人之法如此，便可执而混用”，这种扬弃而发挥个人创见的学术精神，在内外妇儿各科均有体现。

以内科为例，眩晕一病，历代医家论述颇多，景岳总结前人经验，发挥“上虚则眩”之说，提出“下虚致眩”。泄泻的治疗，多以运脾化湿为原则，张景岳认为“治泄不利小水，非其治也”，这一治泄利水原则至今仍在临床上发挥重要指导作用。其他如“便秘甚攻，痢不专属湿热；血证有治火、治气、治血之别；辨失眠分有邪无邪，辨痞满、喘证重在虚实二字，辨咳嗽分内伤外感”等学术创见均对中医临床发展有较大意义。

《景岳全书》64卷，凡一百数十万言，编成于张景岳的晚年，于清康熙三十九年（公元1700年）刊行。该书首为“传忠录”3卷，统论阴阳及前人得失；次为“脉神章”，详论诊断，以测病情；再为“伤寒典”“杂症谟”“妇人规”“小儿则”“痘疹诠”“外科吟”等41卷，论述有关临床治疗的各种问题。又有“本草正”2卷，“古方”9卷，“新方”2卷。该书“小儿则”部分集中体现了张景岳的儿科学术思想和治疗经验，具有较高的学术水平和应用价值。现将其对儿科学的贡献及特色做一简述。

一 明析幼科，其易治，其难测

景岳在《景岳全书·小儿则》总论中对小儿科的特点，在前人论述的基础上，提出独特见解。前人皆认为小儿病较难治，宁治十大人，不治一小儿。景岳提出不同见解，认为小儿病较成人易治，并提供论据两点。一是提出小儿多肺脾二经病症，病因单纯，原文有“盖小儿之病，非外感风寒，则内伤饮食，以至惊风吐泻，及寒热疳痫之类，不过数种”；一是提出小儿有易趋康复的病理特点，原文有“且其脏器清灵，随拨随应，但能确得其本而撮取之，则一药可愈，非若男妇损伤，积痼痴顽者之比”。景岳在疾病的治疗中，也体现着这一小儿病易治的观点，甚至提出外感发热弗药可愈，但令稍暖得微汗出而外寒可解。

小儿科古谓之哑科，小儿言语不能通，病情不易测，难求其真。景岳认同这一论述，提出幼科之难在于“辨证之难”，称小儿病为“易治难辨”，是对小儿生理、病理以及诊疗特点的概括。由此，景岳提出小儿医首要医技为诊法，只有充分利用诊法，才能辨证准确，药中病本。

二 四诊合参，重脉诊，察母气

景岳尊《内经》之旨，力主四诊合参，由于小儿言语的限制，景岳在小儿科尤其强调脉诊的重要性。景岳认为“小儿初脱胞胎，形体既具，经脉已全，便有脉息可辨”，提出从婴儿期开始，当以脉诊为第一要诊。对于三岁以内小儿以察指纹代替脉诊的说法不以为然，认为察指纹只在病情危急时辨别吉凶有意义，余皆为“信口胡猜”，不足为据。小儿脉诊的运用，景岳认为小儿之脉不如成人复杂，只要辨别强弱缓急即可，再结合其他诊法，进行综合评判。

在小儿诊治大法中景岳提出“望母气”，认为儿科临证，小儿不易诊察，可通过诊察父母先天之气判断病源，其中又以察母气最为重要。认为父母体质的偏颇，会对小儿造成一定程度的影响。母多火者，子必有火病；母多寒者，子必有寒病；母脾肾不足，子亦如之。诊察母气之法，景岳认为对于小龄儿更为有意义，稍长因饮食、调摄失宜而致病者，又当分辨详察。

三 八纲辨证，明虚实，慎攻伐

八纲辨证源于张仲景，到明代，其概念和内容已被许多医家重视和接纳，景岳在总结前人经验的基础上，提出二纲六变之说，即对于首要的阴阳辨证，是通过表里寒热虚实之六变的辨别来实现，奠定了八纲辨证的坚实基础。八纲辨证运用于诊治小儿疾病，景岳强调四诊合参，察色按脉，闻声望母，以辨表里、寒热、虚实，景岳认为表里寒热之四变在小儿诊断较为容易，可根据临床症状进行判断。但六变中景岳又强调虚实之辨在小儿最为紧要，诊断又较其他四变复杂，对于虚实二变的诊断，需“内察脉候，外观形气，中审病情”，进行综合准确地判断。

明辨虚实，则培植、攻伐有的放矢。虚实辨证对小儿疾病的治疗有提纲挈领的作用。虚则宜培补，为景岳之长，多宗薛己而采用温补。标实宜泻，主张“阳非有余，真阴不足”，小儿稚阴稚阳之体，慎用寒凉攻伐就显得更为突出。倘若虚实不明，一味剥削，小儿柔弱之体，脏腑甚脆，近则为目下之害，远则遗终身之羸。即使在明确为实证的情况下，景岳仍倡导“攻伐有度”，要求用药需精简轻锐，中病即止，最好能做到实邪去而正气丝毫不损，若见虚实夹杂之象，用药更需审慎，不可妄行攻击，耗小儿方生之气。

四 重先后天，善培补，益脾肾

景岳认为人身之阳是生命的组成部分，没有“有余”的可能，进而提出“阳非有余，真阴不足”之说，是对小儿生理特点的又一重要论述，体现在治疗上为善用培补。

景岳重视培补的思想渗透于临床各科，在小儿科提出“培补方是保赤之主”的学术思想，于临证不无裨益。“小儿诊治大法”条中也提出“如果先天不足，而培补后天，每可致寿”这一培补思想，充分体现在具体的治病之中，虚证固然应以补虚，但某些初病、实证，亦常用培补法。如其仲儿初秋忽寒发热，用辛散不但热不退，反致大泻而喘证又起，用人参而泻喘平，热退而愈。又如“腹胀腹痛”条，为虽有积滞，然脾胃不虚则运化以时，何致作胀，若胃气无伤，而腹中和暖，则必无留滞作痛，故治痛治胀必当以健脾暖胃。再如“痞块”一证，世人多有用削伐者，然而景岳却反对用削伐之剂，而主张调补胃气为主，认为“若但知攻痞，则胃气益虚，运化失权，不惟不能消痞，且致脾土亏损则痞邪益横，而变证百出矣。故治此者，当酌其缓急，专以调补胃气为主”，以上足以说明景岳在儿科学上主张培补的学术思想。

五 力纠时弊，开口法，药饵误

景岳对于古法、时医治疗小儿疾病，不分寒热虚实，大用苦寒，颇为在意，对过于攻伐的时弊，多加以纠正，对儿科临床及小儿养护有着重要意义。古法拭口，多以黄连之类大苦大寒之品，景岳认为小儿以胃气为主，若初生儿以此苦寒之品伤损胃气，日后可变生呕吐、腹泻等症；对于古法用朱砂、轻粉等下胎毒的做法，甚为排斥。认为此类伤脾败阳之药，壮儿服之软弱，弱儿服之反而变生他病。景岳认为：初生儿开口，需辨别寒热之体。若为寒性体质，则以淡姜汤拭口却胃寒；确为热性体质方可用苦寒之品拭口，但要把握用量，以初生儿吸吮为佳；对于平和质初生儿，则以甘草、胡桃肉等拭口，有和中、养五脏之效。

对于时医治疗小儿疾病，不辨寒热虚实，但概用“海底兜法”，即散风、消食、消痰，散火、行滞、利水之剂，无是病而用是药，则小儿元气受损，因小儿元气未充，一生之基，全在幼时，药饵之误，可贻害终生。对于时下无火证痏热而用“肥儿丸”及寒凉之剂，无食积胀满而用“保和丸”及消导之剂，无痰火喘急而用“抱龙丸”及化痰等剂，进行大力批判，认为一切攻伐苦寒之剂在小儿均当慎用。

六 母病及子，乳子病，兼治母

对于“子病治母”之说，景岳认为乳儿之病，与乳母有密切的关系，如病因在乳母，则应在调治乳母。景岳认为乳母阴阳失调，乳汁败坏，则乳儿诸病由生，提出了“乳子病，兼治母”的观点，有云“大抵保婴之法，未病则调和乳母，既病则审治婴儿，亦必兼治其母为善”。景岳在乳儿的多种疾病中，均提及兼治乳母，如内热证有“若乳下婴儿，当兼治其母以调之”，如夜啼的治疗中提及“若乳母郁闷所致者，用加味归脾汤。乳母暴怒者，加味小柴胡汤……”等。在发搐中指出，“小儿百日内搐，亦有因乳母七情厚味所致者，当兼治其母，而以固胃为先，不可迳治其儿也”。张景岳“乳子病，兼治母”一说，对于婴幼儿疾病的诊治，有着一定参考价值。

总之，张景岳对于儿科学术，非常推崇钱乙和薛己，多采用《小儿药证直决》和《保婴撮要》两书的论点作为依据加以发挥。张景岳在深究小儿生理病理，制定儿科证治原则，讨论诊法，以及正误纠偏等方面均起到承前启后的作用，如清代儿科名家夏禹铸，对察指纹所下的结论与张景岳雷同。可以说景岳促进了儿科学的传承和发展。

（矫金玲）

参考文献

[1] 姜春华．评张景岳的学术思想 [J]. 浙江中医杂志，1979（11）：393.

[2] 任应秋．明代杰出的大医学家张介宾 [J]. 北京中医，1983（2）：3.

[3] 王瑞阳．张景岳儿科治疗特点 [J]. 四川中医，1986，4（10）：4.

[4] 郭锦章．张介宾《小儿则》对儿科学发展的贡献 [J]. 中医药临床杂志，1989（1）：62-63.

[5] 罗菁，王孟清．从《景岳全书·小儿则》探析张景岳的儿科学术思想 [J]. 中医儿科杂志，2007（2）：14-15.

夏 鼎

夏鼎，字禹铸，年老时自称为“贵池卓溪叟”，清初安徽贵池人，具体生卒年月不详，主要生活于康熙时期。夏氏幼读诗书，兼习武艺，文武双全，“手不释卷与所著作。读其诗诗精，读其对对精，读其古文词赋，靡弗精。”(《序》) 其于康熙八年（公元 1669 年）中武举人，后因无意功名，而专心务医，医术得传于其父夏初明，尤精小儿医。尝言“予两代以医术济人共约七十余年，治活婴儿不下百千万数。”(《十传》)

夏氏总结数十年家传及临床心得，于康熙三十四年（公元 1695 年），付梓《幼科铁镜》六卷，卷一主要论述儿科医生操守、治病要诀和推拿、灯火疗法的具体运用；卷二论面部望诊及初生儿疾病；卷三为惊痫诸症；卷四麻疹、伤寒、疟、痢诸病；卷五为儿科其他杂症；卷六为儿科药性赋及主要药方，载方 75 首。是书论述扼要，观点鲜明，切合临床。清・沈应奎云：“此书辨证极精，治法极简……诚医门之铁案，幼科之宝镜也。”(《沈应奎序》) 二百多年间，多次出版发行，其版本曾于咸丰年毁于战乱，至光绪年重印。现存多种清刻本和石印本，1949 年后有排印本。

一 医德高尚，痛击庸医

首先夏氏自身治学严谨而求实，凡引前人之论之方，均予以注明，不据为己意。其自己所见，均注明为夏禹铸曰，自立方有药而无名。症后共附效案四十则，皆记录病家真名，以备查考，确证不虚。其次夏氏重为医之德，存慈悲之心，针对当时不正之医风，庸医之害命，颇为痛恨，即在《幼科铁镜》卷首专立“九恨”“十三不可学”“十传”，为后学者树立典范，警醒后人。夏氏在《九恨》中揭露“挑筋割肉”，“寒热虚实，茫然不知”，“不知烧从何感，热自何生，乱推乱拿”，“不知症候，药与病反，不曰自己用药不当，且曰儿母有失护持”，“名医一药成功，不曰自己不知，且曰他合时机”，“以丸散为欺人之具”，“动用牛黄、竹沥、贝母”，“必用柴胡退烧”，“用汤头有内减外加之说”，庸医治病时医术不精、推诿责任、嫉妒贤能、谋财害人等九种现象。夏氏曰：“余生平来，凡嫉我，欺我，负我，饵我，以及无故加我者，辄过而忘，独于幼科庸医而恨之。”（《九恨》）夏氏又提出“十三不可学”，告诫医者不可学“残忍之人、驰骛之人、愚下之人、卤莽之人、犹豫之人、固执之人、轻浮之人、急遽之人、怠缓之人、宿怨之人、自是之人、悭吝之人、贪婪之人”，这十三种人品行不端和缺乏修养，要摒弃这些人的恶习，且行医之人要学会“自医”，树立良好的医德修养，切不可视生命为儿戏，视患儿疾苦于不顾。夏氏虽为世代祖传，但他敢于打破封建社会“医不传外人”的传统，毫无保留地将自己两代人的经验，加以总结概括，归纳为“十传”公诸于众，强调诸多经验均关系患儿生死，必须将其传于世人。如“儿啼哭无声，前辈俱作死症，以为肺绝故也。独予先君于拿之无声者，审出肺气未绝，一药即生，而予亦经验过，历历不爽。生死关头，何可秘而不传”（《十传》）。夏氏这种精神真是难能可贵，可见其以救治病儿为己任之拳拳之心。

二 望形审窍，由外知内

小儿神识未发，言语不能，古称儿科为“哑科”。钱乙（《小儿斑疹备急方论·后序》）有云：“脉难以消息求，证不可言语取者，襁褓之婴，孩提之童，尤甚焉。”夏氏对于小儿四诊，认为“而小儿科，则惟以望为主，问继之，闻则次，而切则无矣”（《望形色审苗窍从外知内》）。夏氏认为小儿肌肤柔嫩，反应灵敏。凡外感六淫，内伤乳食，以及脏腑自身功能失调，或气血阴阳的偏盛、偏衰，易从面、唇、舌等苗窍各部形诸于外，其反映病情的真实性较成人更为明显，不易受到病儿主观因素的影响，故曰：“小儿病于内，必形于外，外者内之著也，望形审窍，自知其病。”指出：“是书惟以望颜色，审苗窍六字，为大主脑。”（《凡例》）

夏氏将其看病之秘诀概括为：“凡小儿病有百端，逃不去五脏六腑气血；症虽多怪，怪不去虚实寒热风痰；病纵难知，瞒不过颜色苗窍；症即难辨，莫忽略青白红黄。面上之颜色苗窍，乃脏腑气血发出来的；颜色之红黄青白，乃寒热虚实显出来的。”（《看病秘诀》）并详细论述从苗窍色泽的变化，诊断受邪之部位、病势之深浅，病程之长短、疗效之佳劣及预后之吉凶等。如“舌乃心之苗，红紫，心热也；肿黑，心火极也；淡白，虚也。鼻准与牙床乃脾之窍，鼻红燥，脾热也；惨黄，脾败也；牙床红肿，热也；破烂，脾胃火也。”（《望形色审苗窍从外知内》）又如病重辨预后“至于鼻门黑燥，兼以肚大青筋，手抱头上，兼以汗似油淋，囟门肿起，忽陷成坑，只犯一宗，犹非死症。若果并见，必死无疑。”（《死症辨》）判断危重病预后夏氏在望诊中注重有神之色——“宝色”，如“面黄四肢肿，若黄有宝色，补脾行气自消，却非死症”（《死症辨》）。对于脾虚慢症预后，指出“此无他，惟于面上看宝色，胃间探消息，生死便了然在目矣”（《慢症》）。而对于望指纹，夏氏则持异议，认为“摹看手指筋纹，乃医家异教”，“常见筋透三关，竟无病者，亦有病时透三关，而必不亡者”（《摹看手指筋纹乃医家异教说》）应摒弃。

夏氏举多个医案来说明望形审窍之效验，如一方姓人，生子七日内不吮乳，别医误作脐风，夏氏：“见其唇燥极，面色红中带暗，烧热亦甚，揣不吮乳之故必是牙关肿硬。用针于骨合处各一针，血出放手即乳。用连翘一钱，灶心土二钱，木通五分煎服，即愈。此望色审窍之一验也。”（《辨胎黄》）夏氏善于在细微之处观察病情，如“余长女甫四岁，身上微热，口说诡话，且无所不说，面色紫黄，唇色略红，舌尖独燥，口气如火，精神不弱，口不作渴，据面色却是中暑。但病值三月，暑非其时，以舌尖口气并精神揣之，定是热极似寒，用犀角磨水一杯服之，少顷一吐即愈。此热极似寒审窍探情之一验也。”（《辨心热昏迷似惊》）

三 推拿代药，善用灯火

小儿服药困难，而“后人竟以推拿为儿戏”（《凡例》），夏氏则力倡小儿推拿，这与我们如今提倡小儿绿色疗法的理念相同。夏氏绘制了“面各穴图”“掌面推三关退六腑运八卦图”“掌面水底捞月引水上天河图”“手背面推上三关揉五指节图”“虎口合骨穴图”“脚各穴图”“身面用灯火图”“背面肺俞各穴图”八图，标明各穴所在部位，详析各种推拿操作手法。并纠正了前人对儿手之三关六腑、大指之脾位，五指之上下，两脚之左右穴位之谬误。

对于推拿治病，夏氏认为必须在推拿前先辨证，辨明患儿五脏六腑之气血，表里、寒热、虚实及风痰，明确“推应何经，拿应何脏，所代何药”（《凡例》），切不可“乱推乱拿”。对疾病推拿治疗，更以口诀形式加以论述，便于记诵。如“病在脾家食不进，重揉艮宫妙似圣，再加大指面旋推，脾若初伤推即应；头疼肚痛外劳宫，揉外劳宫即见功，疼痛医家何处识，眉头蹙蹙哭声雄；心经热盛作痴迷，天河引水上洪池，掌中水底捞明月，六腑生凉那怕痴”等（《卓溪家传口诀》）。在推拿中引入易经理论，如“运八卦”，热证从坎旋推至艮，有引水济火之义；寒证则从艮旋推入坎，有引离寒水之意。更将推拿用于救治危急，如治小儿胃有实痰“眼翻气筑时，于气海穴以手指曲节抵之，一放即活”（《十传》）。

夏氏还创以推拿代药，作《推拿代药赋》曰：“寒热温平，药之四性，推拿揉掐，性与药同。用推即是用药，不明何可乱推。推上三关，代却麻黄肉桂；退下六腑，替来滑石羚羊。水底捞月，便是黄连犀角；天河引水，还同芩柏连翘。大指脾面旋推，味似人参白术；泻之则为灶土石膏。大肠侧推虎口，何殊诃子炮姜；反之则为大黄枳实。……”但夏氏又指出需“因病用推用药”（《十传》），如对于惊风“急惊风痰，非推拿不效；脏腑虚寒，非药味莫瘳”。

对灯火疗法，夏氏指出凡“载明灯火艾灸，俱起死回生秘法”（《凡例》），故尤为重视，诸如对惊风、脐风、寒邪内伏、麻毒内陷等许多急重危难病人的救治夏氏都离不开灯火燋疗法。如脐风治疗，“一见眼角、鼻及人中有黄色，而唇不撮紧者，曲儿小指揉外劳，即用灯火于囟门、眉心、人中、承浆，两手大指少商，各穴一燋，脐轮六燋。未落带，于带口火燃，既落，于落处一燋，共十三燋，风便止，而黄即退矣。此火攻之法，何异吕祖壶中药，卢公再生方哉。”（《辨脐风》）并例举多个验案，以证明其疗效。邓铁涛曾提及此法，用点角孙穴治疗腮腺炎获良效，又在偶然机会用于脐风急救，确有奇效。这些足以说明灯火燋治法确实简单而有奇效。虽然新生儿破伤风已因新法接生几近绝迹，但在其他疾病中施用灯火燋法仍值得我们做进一步研究。

四 五脏所司，尤重后天

夏氏指出五脏之病，各有所司，如“神、泪、汗、茎”之病属心，“元气、气、肌肉、痰、思虑”之病属脾，“声音、热、皮毛、腠理”之病属肺，“血、汗、筋”之病属肝，“骨、齿、耳”之病属肾。因小儿寒温不能自调，伤及肺卫，易致咳喘；饮食不能自节，伤及脾胃，易成吐泻，故指出：“脾肺内有伤，皆从外入。父母舐犊过爱，则饮食伤脾，护持疏失，则六淫伤肺。”(《五脏各有所司从外治内》)五脏之中，夏氏尤重后天。如夏氏提出脾虚作泻不宜分利，“脾虚惟恐补之不及，一用分利，则正气日下，而脾愈伤，便来脾慢之症。”(《治病不可开门揖盗说》)多种疾病可从脾论治，如脾虚致肺嗽“其候唇口惨白，气弱神疲，小便清短，大便或溏泻，淡淡白色，便知脾嗽，治用六君子汤自愈”(《辨咳嗽》)；如出汗“有脾虚泄泻自汗，而汗出有时者，此症大虚，治宜六君子汤，或附子理中汤”(《出汗》)。在遣方用药方面，夏氏用药倾向偏温，亦为顾护小儿脾胃，慎用寒凉之虑。

五 惊风论治，见解独到

夏氏对惊风的诊治，颇有独到见解。首先对急惊风病名进行辟谬，当时惊风病名混乱，如“蛇丝惊”“马蹄惊”“鲫鱼惊”“乌鸦惊”等，不利于指导临床辨证施治，夏氏对此进行了批驳，在《辟诸惊名之谬》呼吁：“凡我同人，万不可以蛇丝诸诡名，执为正论垂之，以杀有冤莫诉之婴儿也！”并在《阐明发惊之由兼详治惊之法》中进一步说明急惊风病机为“热盛生风，风盛生痰，痰盛生惊，此贼邪逆克必至之势”，其治则为“疗惊必先豁痰，豁痰必先祛风，祛风必先解热……解热必先祛邪”，而祛邪之法有“一用拿，一用推，一用灯火，一用灸，一用药”。揭示了痰、热、惊、风四证在病机方面的内在联系，并强调治病求本，解热祛邪是治急惊风之关键，治疗上否定治惊用挑筋破肉的错误做法，而采用推、拿、火、灸、药的综合疗法，可谓经验之谈。对于慢惊，指出此证乃因“汗久亡阳，吐久亡胃，泻久绝脾，成难起之疾”(《慢症》)，摒弃“惊风”之名，独以慢症谓之。认为慢脾之症“若疗惊则无惊可解；祛风则无风可祛；除痰则无痰可除；解热则无热可解”，力主温养脾肾，宜“固真汤加天麻、钩藤，或六君子汤加炮姜，或理中汤加附子”治之。

六 辨析疑似，探病求本

夏氏对儿科常见诸病逐条分析，阐明要点，解释疑团，推求病因，重视辨证，在《辨热疟似惊风伤寒》中提出“奇症奇医，然而无奇也。人惟辨之不真，以故药之不效”的观点，并详述热疟、惊风、伤寒之鉴别要领：“伤寒烧热，每日到晚不减一分，不增一分，始终毫不间断，只是平平而烧，不抽不惊，此乃伤寒之烧热也。惊风烧热似乎伤寒，而多一抽掣。”“热疟烧热虽同而症实有别，或食滚茶滚汤，或大哭大叫，头面上必有汗。一有汗，烧热即退二三分，少顷又照原。”“出汗烧热即退，独腹上不退，少顷又烧，每日皆然，定是热疟。”“喉内必有痰，一哭必呕，呕即痰出，定是热疟”等，可见其观察细致入微。又如辨中暑、中热，二者皆有作渴、说诡话，但同中有异，若不细审形色，难予鉴别。夏氏在《辨中暑中热》指出，中暑之证其谵语“低声平平”，“舌色惨白，唇无血色，口气微弱而冷”；而中热谵语之声“雄壮”，“唇舌皆红，气出如焚，小便赤涩，乃心经中热”；中热宜用犀角、羚羊角之类清心凉血，而中暑乃气津两伤，治之不宜过用寒凉，用葛根、人参之属清暑益气。又如对儿科重症，所见“额不红，舌不红肿，小便不赤涩，乃热蕴于心，不形于窍，不传于色，口气如焚，睡中齿如错锯，口必狂言，啼哭泪多，此热极似寒也”（《辨心经热似寒》）。

七 天保采薇，灵活运用

夏氏在书中对仲景方、钱乙方、《太平惠民和剂局方》等方剂均有记载及运用，亦有不少自拟效方，而其中运用最多的当属天保采薇汤。天保采薇汤出自明·万全的《幼科发挥》，此方仅在附汤方中予以列入，并未对其主治等进行论述，然而夏氏却对此方倍加推崇，运用颇多。天保采薇汤，方名含上天保佑苍生之寓意，由羌活、前胡、半夏、陈皮、柴胡、赤芍、白茯苓、川芎、枳壳、厚朴、桔梗、苍术、升麻、葛根、藿香、独活、甘草组成，具有清解表里之效，主治外邪束表，兼具内热的多种疾病。夏氏用其治疗麻症："其候烧热，必发咳嗽，声必稍哑，面皮微有肿样，两腮颜色微红，此吉兆也。如发出不快及不透发，或红点见面，偶夹风邪而隐，或医人不知，误除烧热，隐而不见，腹内作痛，治之神莫神于天保采薇汤，圣莫圣于天保采薇汤，只须一服即发出，或有不尽发者再加一服，从未有不效者。"（《麻症》）此外，还用于对"胎毒发丹""肝经烧热""时毒烧热""耳痈""痱疮""痰盛发惊"等病的治疗，疗效显著。但夏氏又举验案说明此汤亦不可滥用，如一小儿发吐烧热微掣，吐轻热重，医者投天保采薇汤一剂，不效，夏氏诊其为内伤饮食，外夹风邪，用藿香正气散一服即愈，故其指出："凡我幼科慎不可以天保采薇汤作八寸三分帽，尽人可戴也。"（《辨热症似惊风伤寒》）

八 小儿情志，不可忽视

小儿少七情之伤，故而情志因素致病常为儿科医生所忽视。而夏氏观察到小儿病因中亦有情志因素。如夏氏记载因母生次子后，前儿从旁窥视，见其爱被夺，忧思伤脾，日渐干瘦如疳案，指出："儿父母平常节儿饮食，从不伤脾，饮食不缺欠，又非病后，但见逐日消瘦，其症必由有所思想而难言。或二三岁四五岁时，母又有所生，乳哺怀中，多有疼爱之声，前儿从旁窥伺，见其爱有所夺，不能入怀吮乳，惟朝思暮想，久则伤脾。治之非药所及。"（《干瘦似疳》）治疗需从心理疏解着手，给予爱抚，使之心情愉快，不药而肥。另有小儿因受到迅雷惊吓，后闻父母唤声略重，即惊恐不已，夏氏认为病在胆，投以参竹汤宁胆而愈。又如一小儿无甚病，突然见人呵呵而笑，不见人也笑，"治用桔梗三钱，半夏五钱，木通一钱，甘草五钱，煎服。随于顶心百会穴，艾灸二壮，即愈。"（《呆笑》）对这些小儿情志病的论述，虽极为简略，但也难能可贵。

总之，夏禹铸医术精湛，经验丰富，在学术上汲取前辈医家的理论，不拘一格，取长补短。但其在诊断上注重望诊，审形望窍而知内；否认指纹诊法；善用灯火焠法治儿重急症；从病因论治小儿惊风；注重小儿心理治疗等方面提出了自己独到见解。因此，《幼科铁镜》是一部实践性较强的儿科专著。此后，陈复正著《幼幼集成》、鲍相璈撰《验方新编》中多引用夏氏学说。清雍正时，此书被编入了《钦定四库全书》。对指导我们儿科临床开展中医特色治疗有重要的意义。

（李　岚）

参考文献

[1] 夏禹铸 . 幼科铁镜 [M]. 上海：上海科学技术出版社，1958.

[2] 邓铁涛 . 耕云夜话 . 新中医 [J].1986，（10）：31.

谢玉琼

谢玉琼，字崐秀，号璞斋。清安成赤溪（今江西省安福县赤谷乡）人。史料记载不多，生卒不详，大概生活于康熙、乾隆年间。因“幼试文场不售，乃精岐黄术”。谢氏有感于当时小儿夭折于麻疹者甚多，而麻科专书甚少，故存救人之夭折，济世活人之心，广泛搜集有关麻疹证治的论著，勤研麻疹证治。综合各家治麻心得，间羼以自己的丰富临床经验，著《麻科活人全书》(4卷)，于1748年付梓。此书现存最早版本为清乾隆十三年汉口无元善堂刻本。是书为卓有影响之麻疹专著，流传甚广，活人无数。

一 良医活人，专研麻科

谢氏认为医者需将医德放在首位，其在《麻科活人全书·原序》将医德高尚，技术精湛的“良医”比作“良相”：“良医者，辨证立方，用药物以救人之夭折，其事不同，其活人均也。”又说：“士君子身居草莽，而存活人之心。”谢氏对患者有高度的责任感，强烈的同情心。在《麻科活人全书·原序》载，其因有感于当时重痘轻麻，治痘之方书众多，而“治麻之书，竟不多见，故无名师”。而当时痘已有“佳苗”等预防之法，而麻疹尚缺乏预防方法，因而小儿之麻疹更是难治，往往“大方脉以其为婴孩也，而委之儿科，儿科又以其类其痘疮也，而委之痘师”，痘麻不分治，故而“余素不通医，因见夫殇于麻者，不禁勃然兴活人之念”，谢氏开始专注于麻科的研究。

“故凡医集中载有麻疹证治者，必积置案头，朝夕探索，深究其奥，颇有心会。”（《原序》）雍正十二年（公元1734年）于友人处获静远主人《麻疹辨证》一帙，继又得《麻科秘本》二卷。仔细研读二书之论证立方，又补以联杏心法、景岳麻诠、经验治法等各家麻疹论述与治麻之方，参以已验编辑成书，并在临床反复验证，其书前后修订4次，历经15年，终于1748年辑成《麻科活人全书》（后有名《郑氏瘄科保赤金丹》或《郑氏瘄略》者即该书）付梓。可见谢氏是参习各家治麻经验，又经实践验证，不拘泥于古训而有创新。

《麻科活人全书》为麻疹专著，共4卷，卷一总括麻疹及其辨证治疗、常用药物等；卷二到卷四介绍麻疹发病每阶段的证候与变证的具体治法。全书共108篇。每篇均有歌诀及论说，末附其安成同乡刘齐珍辑刊进贤舒驰远先生《麻疹论》一篇并医案5条等。全书内容丰富，详述麻疹的发病规律、各期形态特点及麻疹的应用药物的性能及禁忌，麻疹每个阶段辨证论治处方均做了详细的介绍。是现存对麻疹论述较为具体、全面的专著之一。现存初刻本等几十种清刻本，1936年朱礼堂曾附有评注，此评注本1957年由上海卫生出版社出版。

刘齐珍称谢氏此书是“欲活天下之人，非仅活一乡一邑之人也”（《序》）。后人朱礼堂谓谢氏其功德未可限量，对于“家有小儿，能藏是书全部，遇麻发生危险时，按条而审其证，服其方，亦未尝无小补”（《重印麻科活人全书缘起》）。可见谢氏这种活人之心实为后世所崇敬。

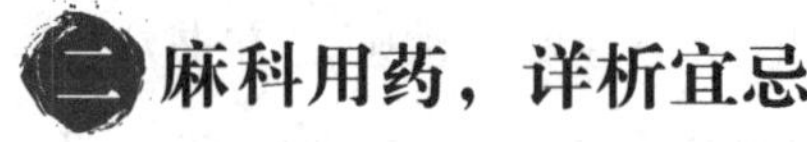

二 麻科用药，详析宜忌

谢氏在《麻疹骨髓赋》中谓：“至于药性，更宜洞悉。防风荆芥，散腠理之寒邪；紫苏葛根，解营卫之蕴热；苏子擅下气之能，前胡有疏表之力；款冬消痰止嗽，紫菀通肺开结；石斛行血中之滞气而用，樗根治麻后之白痢而设。……”又认为“既识药性，用亦有时。未透表则前胡葛根荆芥防风必用，而已透当除；若已出，则黄芩黄连栀仁黄柏宜使，而初潮勿施；便闭以丑牛易大黄，免寒胃府，喘急用葶苈弃升麻。怕增吼嘶；麻色焦枯，生地归尾为要味；症逢紫黑，红花紫草正相资。”更将常用治麻疹的药物分成二大类，一类为“应用药性”98种，对其归经、主治，治疗麻疹时用药宜忌进行详述，如《应用药性》载：“防风，入小肠、大肠、胆、心包络、膀胱，治风去湿之仙药……其性上行，故治上盛风邪……疮在胸膈以上，俱宜用，为其散结去上风热也。肺虚，有汗喘乏，气升作呕，火升发嗽，阴虚盗汗，阳虚自汗，泻后脾虚发搐，产后血虚发痉，忌用。”又如：“胡荽，通身痹、达四肢，能避一切不正之气，痘疹不出者，捣衣被发之。春夏阳气发升之时，用之反助热毒，恐变黑色，不可不慎。”另一类为“麻后宜用药性”56种，主治麻后余毒不清、兼证、变证。如《麻后宜用药性》载：“银柴胡，入肾、胃，性味与石斛不甚相远，不独清热，兼能凉血，虚劳宜用，且能推陈致新。明目益精，麻后身热不除，日久羸者，甚宜。”又如“密蒙花，入肝经血分，润肝燥，为搜风散结目疾专药。治青盲、昏翳、赤肿、多眵泪。消目中赤脉，及小儿痘疹余毒，疳气攻眼。”总之，谢氏对麻科用药详尽论述，条缕清晰，使后学者一目了然。

三 分期识证，辨清顺逆

谢氏对麻疹疹前期、出疹期、疹后期各期症状观察及描述，极为详尽而具体，如“初则发热，有类伤寒，眼胞肿而泪不止，鼻喷嚏而涕不干，咳嗽、少食，作渴发烦，以火照之，隐隐于皮肤之内，以手摸之，磊磊乎肌肉之间，其形似疥，其色若丹，出现三日，渐收为安，随出随收。”（《麻疹骨髓赋》）因为麻疹未出之际，极易与伤寒混淆，故《初潮认证第五》对疹前期症状的重点描述："必身热憎寒，头疼咳嗽，或吐，或干呕，或泻，或腹痛，或鼻塞，或鼻流清涕，喷嚏呵欠，眼胞浮肿，目泪汪汪，腮赤体疼，烦躁不宁。"并明确点出最先的出疹部位，"认麻须细看两耳根下颈项连耳之间，以及背脊之下至于腰间，必有三五红点，此即麻之报标。"描述麻疹的形态特征"麻疹小而色红碎密，其行于皮肤之间"，这些记述既简洁而又详细，与目前教科书记述麻疹临床表现均取于此。并指出麻疹的病位"发于肺胃二经"(《增订治麻问答捷要》)。

谢氏根据出疹子的颜色、多少、分布、消退的迟速等，来判断麻疹病人的病势轻重吉凶。"麻症只要齐苗，苗齐功居八九，其后不过调理而已，形色喜鲜明而嫌暗滞，不妨其多，总要出得透，透则内无留邪。"(《附录·麻疹论》)"麻出连串如珠，颗粒分明，红活光润，方为美候。"(《已出红肿太甚第三十六》)"或热或退五六日而后出者轻，身有微汗，滋滋润润，气不甚粗，身不焦热，麻出必轻；淡红滋润，头面匀静而多者轻。""透发三日，而渐收者轻。"(《麻疹轻证》)这些均为顺证、轻证。而"若麻出而红肿太甚者，此毒被壅遏所致，倘不急治必变紫黑干枯隐伏恶症。"(《已出红肿太甚第三十六》)"初起时手足心如火热者重。初起脚冷如冰者重，气喘鼻干，且又鼻掀，而作呕吐惊搐，狂燥无汗者最重。头面不出者重，红紫黯燥者重，咽喉痛不食者重，胃风收早者重。移热大肠变痢者重，夹斑、夹瘾、夹丹者重。"(《麻疹重证》)等等。更有对出血性或黑麻疹的认识：口、鼻，二便出现出血者毒重。重证麻疹如出现"黑黯干枯，一出即收者"，"气喘，心前吸者"，"鼻扇口张，两目无神者"，"鼻青粪黑者"，"泄泻不止者"(《麻疹不治证》)则为不治。这可指导医者早期施行救治，使危笃病人免于死亡。

四 治麻大法，透发凉解

谢氏提出治麻需"麻尽透表"(《尽透表》)，"麻喜清凉"(《首尾调和》)

的治疗原则，指出“治麻用升发清凉解毒，法所宜然”（《升发清凉解毒当分先后》），“治麻俱宜先用疏散寒凉之药”（《补中》），“麻初发热，恐难透表，故当用升发疏表解肌之剂，使之易出”（《升发清凉解毒当分先后》），“只宜辛散，如荆芥、葛根、薄荷、前胡、牛蒡子、防风、苏叶、淡竹叶、石膏之类”，“见标之后，与正出未透之间，宜发表而兼清凉，使血凉肌解，麻易出透”。至麻出透“当用清凉解毒之剂，不必兼用发表之药，一解即愈”，“宜用寒凉解毒之剂。如元参、青黛、麦冬、黄柏、栝蒌根、黄连、黄芩、连翘、贝母、知母、栀仁、山豆根、淡竹叶等药”，提出“初起潮热者，用宣毒发表汤除升麻、桔梗、甘草，加紫苏叶、葱白；已出潮热者，用葛根疏邪汤加黄芩，或清热透肌汤去甘草加黄芩、骨皮。已收潮热者，用生地骨皮汤去甘草加黄连、枳壳”（《麻证条目法旨用药要诀》）。

谢氏提出麻忌骤用寒凉，“冰伏其毒，麻必难以透表，而毒不得解”（《首尾调和》），因麻为阳毒，又对医家提出不能滥用温补固涩之品，指出麻疹初出可兼泄泻，其毒火可随泄泻而减，实为无妨，若误用补涩，可致杀人于反掌之间。

除此之外，谢氏认为“不可拘泥麻喜清凉”，而对治麻疹用温药亦提出了看法，认为虽“麻证属火，肺胃实热者多，虚寒者少，千人之中，虚寒者偶有其一”（《补中》），如遇“先用寒凉之药过多，而脾胃受伤败坏，以致麻收之后，多得呕吐，泄泻青色，唇白身冷，当审其轻重而用补中之法，所以人参、白术、白苓、砂仁、藿香、陈皮、薏苡仁、莲肉等味，在所不忌，但当佐以清凉之药”。又如，治疗麻疹并发皮肤疮毒，采用“活命饮”以人参、黄芪、白术、蝉蜕、木通、当归之类，托出大毒。

五　类证鉴别，辨治确切

谢氏在《麻科活人全书》开篇《原序》中即明确指出痘麻之不同：“痘出于

五脏，脏属阴，阴主血，故痘有形而有汁，其证寒热备有；麻发于六腑，腑属阳，阳主气，故麻有形而不浆，其证多实热而无寒。痘以稀疏为贵，麻以透密为佳；痘以气尊血附为美，麻以血凉肌解为妙；痘忌汗泻以泄气，麻喜吐衄而分消。二者相去迳庭，其不同若水火然。”对于与奶麻、风瘾等出疹性疾病的鉴别，临床观察细致，准确指出其表现及预后与麻疹不同，如：“奶麻者，小儿初生未盈月时，遍身红点，斑驳如朱，皆由儿在母胎中，受有热毒所致，时值天气炎热，感风热而作，不可认作时行麻疹，妄用汤剂……宜以溯源解毒汤与乳母服之可耳；若风瘾者……此不由于胎毒，乃皮肤小疾，感风热客于脾肺二家所致……不必用药而自散。倘身热不退，只宜微用疏风清热之剂，一服即愈，以荆防发表汤除红花主之。”(《正麻奶麻风瘾不同》) 更指出麻疹出后具有免疫性，“感正麻之气而出一次，后再不复出矣”。而风瘾则可反复发作。又如与发斑鉴别，“若发热时，大便闭结，或已硬，皮肤上红如锦者，乃热留胃中，是发斑症，非麻症也。……宜以加味人参白虎汤。”(《发热而发斑屑是成瘾疹》) 不可按麻疹以发散剂治之。

此外，谢氏还指出麻疹病名地区不同，名称各异。为免混淆，明确列出各地称法，如在《四方麻名》载：“在京师呼为温疹，在河南呼为粰疮，山西、陕西呼为糠疮，山东、福建、广东、广西、云南、贵州、四川俱呼为疹子，江南呼为痧疹，浙江呼为瘄子，湖广、江西俱呼为麻疹，又呼为艄子。”指出“虽四方之命名有别，其实皆一麻也，调治之法，原无异耳。”

六 详论兼证，尤重肺经

谢氏对凡由麻疹引起的兼症，无一不论明白。如对咳嗽、肺炎喘嗽、喘息、喑哑、呃逆、呕吐、泄泻、便秘、衄血、发搐等兼证进行了详细的证候描述、病机分析、病情及预后判断，并提出了相应的治法方药。其中尤以肺经兼证论述最多，因为肺为娇脏，麻为阳毒，最易伤肺，认为麻疹多伴咳嗽，若无喘促等毒火内闭的见证，则为佳兆，谓之“麻有咳，则肺气疏通，毛窍开豁，而麻则易于出透”（《咳嗽》）。谢氏明确提出“肺炎喘嗽”的病名，指出小儿麻疹并发肺炎表现为“气促发喘鼻扇胸高”（《气促发喘鼻扇胸高》），提出“气促之症，多缘肺热不清所致”，“喘而无涕，兼之鼻扇者，则难治矣，盖鼻扇症，肺气将绝……若麻喘而胸高者，乃肺经热甚而胀起者也……为肺坏，乃不治之候”等病机及预后。更详述其治疗方法，“如肺炎喘嗽，以加味泻白散去人参、甘草主之；发喘而鼻黑干燥者，以白虎解毒汤主之；如痰实壮热，胸中壅闷，卧则喘急，以前胡枳壳散去甘草，加贝母、黄连、黄芩、栝蒌霜治之；如麻已出而喘者，用加味清肺降火汤主之……”等等。又如对于麻疹并发喉炎，其认为“麻本属火，喑哑乃麻之常候……盖因肺胃热邪，为风寒所袭，不能尽达于表，咳甚咽伤……治宜清肺降火消痰为主，以清咽滋肺汤除去玉竹、桔梗、甘草，加黄芩、木通主之”（《喑哑声音不清》）等。

七　重视预防，调护之要

谢氏还非常重视麻疹的预防，因为麻疹为天行时令而发，具有传染性，远近男女老少皆可染病，故未病即应先防，“但见境里痘麻正行，宜先以消毒保婴丹、代天宣化丸以预解之。”（《预解宣毒》）如此可使麻毒彻底清除而不得病。而得了麻疹之后要预防并发症，即已病防变。如“麻后须防四证，不治常致误人，遍身余热欠清宁，咳嗽连声牵引，牙齿疳生走马，痢下赤白难禁。”（《静远主人麻疹西江月》）充分体现了治未病的思想。

谢氏强调麻疹的调护宜忌。指出“麻疹既出，调理甚难，坐卧欲煖，饮食宜淡，风寒若受兮，为肿为热，酸咸不禁兮，为咳为喘”（《麻疹骨髓赋》），更有“避风寒第七”“忌恣食生冷物骤用寒凉药第八”“忌食辛辣热物误用辛热药饵第九”及“忌食诸肉鸡鱼盐醋五辛等物第十”四篇专门详述了麻疹的调护禁忌，指出应避风寒以使麻出透，并防其他传染病再次侵袭，饮食方面需忌食生冷、辛辣刺激物和鸡、鱼、肉等荤腥油腻不易消化食品，过酸或太咸的食物亦不宜食用。

总之，谢氏总结前人治麻经验，结合自己临床经验，才撰就了《麻科活人全书》这一内容完备的麻疹专著，其临床效果自毋庸置疑，其在自序中写道“今春麻证震作，变证非常，殇残颇众，凡经余调治者，万获万全”（《原序》）。此后的二百余年，治疗麻疹，多推崇此书。自20世纪60年代以后，随着预防医学的迅速发展，城乡广泛接种麻疹减毒活疫苗后，麻疹的发病率已显著减少。但近年来仍有局部小流行，或多现轻症麻疹、不典型麻疹及成人麻疹，对此我们仍可参照此书来进行论治。

（李　岚）

参考文献

[1] 谢玉琼 . 麻科活人全书 [M]. 上海：上海卫生出版社，1957.

[2] 汪德云 . 麻疹活人全书分治法在临床运用的体会 [J]. 江西中医药，1995，26（2）：32-33.

[3] 牛敏国 . 谢玉琼和他的《麻科活人全书》[J]. 江西中医药，1990，21（4）：6-7，23.

陈复正

陈复正，字飞霞，人称飞霞道士，清惠州府（今广东惠阳县）人，生活于康乾时代，生卒年月不详。陈氏医道兼修，生世传奇。幼年聪颖好学，熟读百家，因体弱多病，辄潜心研习医药。稍长乃崇尚老子，从罗浮一道士入山学道，主张恬淡自然。此后，便以道士身份云游四方，借医药济世。行医四十余载，慈悲为怀，医德高尚，医术精湛。深感幼儿之稚弱可爱，尤须护持，故擅长于幼科。遂集前贤之说，据己实践，判其合离，析其同异，“存其精要，辨其是非”（《裘序》）。终于在乾隆十五年（公元1750年）辑成《幼幼集成》并付梓。“幼幼”者，“所以为慈”，“集成”者，“幼幼全书”也。该书集清代以前中医儿科之大成，义理严谨，用方简切，注重实用，反复翻印，在医界广为流传，影响颇为深远。

《幼幼集成》共6卷，卷一论保产、小儿赋禀、变蒸、调护、诊法、新生儿疾病的防治等；卷二到卷四分述儿科内科病、杂证及外科疮疡等主要病症，每病除辨证立法外，并附有正方、验方及外治法等；卷五、卷六为作者删订《万氏痘麻》的各种歌赋170余首，附方130余则。现存广东初刻本登云阁版、冬至会藏版、翰墨园藏版、聚奎堂刻本等7种乾隆年间刻本，清乾隆后至民国多种刻本及石印本40余种，1949年后有排印本。全书虽仅24万字，但内容丰富，形式多样。夹叙夹议，有疏有注，图赋并茂，简明扼要，便于诵习。此书虽为汇集了历代医家儿科著述的精华，实为陈氏一生经验之结晶。清·刘勷称是书："盖自胎禀护持，迄于甫生稍长，诸凡病因治要，罔不备于册，可谓无义不周，无隐不到矣。"（《后跋》）

一 采撷诸家，独抒己见

陈氏"天生灵敏，学躬枢要"（《后跋》），其对《周易》卦象、《尚书·洪范》以及天文理数，均有心得。对宋代被称为五子作的《参同契》等书更有研究。他又自幼潜心钻研医经典籍，对《内经》《神农本草经》推崇备至，赞为"圣人之道"（《小引》）。对伊尹的《汤液》、皇甫谧的《甲乙经》、扁鹊的《难经》、张仲景的《金匮要略》、王叔和的《脉经》、陶弘景的《补阙肘后百一方》，大加赞赏；对李时珍、张景岳、喻嘉言的著作和主张，也加以肯定。认为他们是："阐明《金匮》，发泄《内经》，扫芜秽而返清纯，有功于医事者不小。"（《小引》）陈氏不仅学习前人的经验，并不断在实践中加以应用、验证。但凡有效者，便在书中加以记载论述，如《内经》脉要、张景岳之药饵之误、程凤雏《慈幼筏》之小儿伤寒类治，更在卷五、卷六辑录《万氏痘麻》。对于民间乡野宝贵的经验，亦虚心躬学，遍寻效方。可见陈氏学识之渊博，活人之心切。

但陈氏在学术上绝非盲目崇拜，人云亦云。而是将前贤理论付诸实践，屡经观察、思考、总结，方成一家之说。对于流弊谬误，更是嫉之如仇，观点鲜明，针锋相对。

1. 惊风辟妄，另立三搐

陈氏针对当时医家对小儿出现抽搐、痉挛症状，不管是外感内伤，即以惊风统称，以治惊风之法治疗并非惊风之病的现象深感痛心，"予每读惊风之书，未尝不三叹而流涕也！""第念惊风之说，在在讹传，莫获辞而正之，坐使无辜婴稚，枉受贻殃，前后相仍，迄无底止。"（《小引》）指出"学者但知有惊风，不知有伤寒”（《凡例》），“徒据小儿八岁以前无伤寒之说，而立惊风一门”，“妄用金石脑麝，开关镇坠之药，引邪深入脏腑，千中千死”，贻害无穷，陈氏为力匡时弊，救小儿于无辜，特立“惊风辟妄”一节详加论述。其对诸家惊风论，一一进行点评批驳，有理有据。

陈氏赞成喻嘉言关于“伤寒痉病”之说，并对《伤寒论》痉病理论，进行了阐发，指出痉病之由非止一端，“如太阳过汗变痉，风病误下变痉，疮家误汗变痉，产后汗多遇风变痉，跌扑破伤冒风变痉，表虚不任风寒变痉，一切去血过多变痉。”并指出藜藿之儿坐卧非处，膏粱之子重衣叠绵，衣褓不干，衾褥遗溲，皆易感风寒湿邪，以证小儿并非如世人所认为无风寒湿合邪而病痉。鉴于医者惟以惊风诊治，荼毒儿命。陈氏即弃惊风之名，指出“临证四十余载，所治婴幼以万计，从不以惊风挂齿颊，亦未尝遇一儿之惊风。间有伤寒病痉，昏迷不省者，予以火功苏之，仍为循经治疗，无不生全，从未假一抱龙、苏合之镇坠开关”（《惊风辟妄》）。

陈氏为革除惊风妄名之弊，以搐字概之，另立“三搐”，将伤寒病痉称为“误搐”，包括仲景之柔痉、刚痉；杂病致搐称为“类搐”，包括暑证疟痢、咳嗽丹毒、疮痘霍乱、客忤中恶所致；竭绝脱证称为“非搐”，即慢惊风、慢脾风之属。陈氏认为这样一来，便可“条分缕晰，证治判然”（《凡例》）。名目既正，辨证亦随之而明，治疗自然无惑。并在“新立误搐类搐非搐分门别证”一节中，详述一套对“三搐”从辨证到治疗行之有效的方法。他认为小儿痉挛的病因，不外乎外感、杂病和脾虚三种，治疗应以解表、清热、温中三大法门分别施之。尤其发挥太阳病痉之义，指出柔痉、刚痉，俱以开通疏解为主，所选方剂，多发表疏解之品，如治柔痉之海藏桂枝葛根汤、海藏桂枝加川芎防风汤，治刚痉之《金匮》瓜蒌根桂枝汤、羚羊角散等。并附血虚寒袭太阳病痉案加以分析。类搐十条，强调治病探本索源，对证施治，内服药与外治法相结合，不能滥用金石脑麝，妄行开关镇附、截风定搐。非搐二条，治以六君子汤、理中汤。

2. 元气不足，慎用寒凉

古代的儿科专著中提出："凡孩子三岁以下，呼为纯阳。"陈氏指出"幼科论证，悉以阳有余，阴不足立说"，"后人误以婴儿为一团阳火，肆用寒凉，伤脾败胃"（《凡例》）。陈氏对此持有异议，认为所谓"纯阳之体"，是指小儿生长发育迅速的生理特点。小儿是以阳气为本，一旦护理失宜，寒暖失调，则外易为六淫所侵，内易为饮食所伤，发病之后，又易出现阳气受损之症。而阴为体，阳为用，阳气在生理状态下是全身动力，在病理状态下又是抗病主力，因此治小儿疾病必须时时顾及阳气。陈氏又指出人之生，秉天地之气，而"天地之气化有古今，斯赋禀由之分浓薄"（《赋禀》），古之天地之气浓，而今气薄也。"古初禀受敦庞，贻害犹浅。今非昔比，怯弱者众"（《凡例》），提出"今之禀受，十有九虚"（《赋禀》），因此陈氏认为小儿阴和阳均不足，体质以元气不足为主，不可轻易用药，用药亦不可偏寒偏热，尤其反对妄用"肥儿丸、保和丸"等消导之品和"抱龙丸"等镇坠之品。对于"劫夺之方、毒劣之味，概行删去"（《凡例》）。现代研究证实，某些镇坠开关之品多含朱砂等药，虽有镇惊安神之功，但久服则可引起脑神经损伤。陈氏特附冯楚瞻之《勿轻服药》及张景岳之《药饵之误》，旨在警醒医者"小儿之元气无多，病已伤之，而医复伐之，其有不萎败者，鲜矣！"（《初生护持·张景岳药饵之误》）

3. 指纹脉法，以简驭繁

陈氏诊小儿病尤重望诊，通过观察面部五脏所属部位、形色，审苗窍知表里寒热虚实，提出简切辨证。除此之外，对小儿望指纹及脉诊提出自己的见解。

指纹一说，初见于宋代许叔微的《普济本事方·小儿病》，继之《小儿卫生总微论方》、南宋刘昉《幼幼新书》、明代万全、明代王肯堂等都有所阐发，内容逐渐充实。而指纹望诊的内容，诸家论述甚多，就拿指纹形状来说，《小儿卫生总微论方》述有 10 种、《保婴撮要》载 13 种，《医宗金鉴·幼科心法》载20种，熊应雄《小儿推拿广意》则分为49种形状，其中之繁杂，使后学莫衷一是，故而有指纹有用无用之争。有些竟夸大至怪诞不经，如“指上辨青纹，认是四足惊，虎口脉青色，是猪犬马惊，黑色因水扑赤，赤色火人惊……”，以讹传讹，致成祸害婴幼儿。而张景岳、夏禹铸等，皆谓可不必用。景岳否定形色，只肯定风气命三关；夏氏更认为“摹看手指筋纹，乃医家异教……常见筋透三关，竟无病者，亦有病时透三关，而必不亡者。”故主张废除。陈氏对此“不胜发竖，欲为规正”。他对指纹诊法加以整理，用“浮沉分表里，红紫辨寒热，淡滞定虚实”三句话来说明观察指纹形色而辨别主病的方法，用“初起风关证未央，气关纹现急须防；乍临命位诚危急，射甲通关病势彰”（《指纹晰义》）四句诗概括望指纹辨别疾病轻重的方法，并附指纹三关图，简明扼要，临证时颇为分明。

对于小儿脉法，陈氏更是将其概括为“浮沉迟数，有力无力”六种基本脉象，“浮脉主表（病在外），沉脉主里（病在内）；迟脉主脏（病为寒），数脉主腑（病为热）。五至四至为迟、为寒、为不足（浮迟外寒，沉迟内寒，有力实寒，无力虚寒）；七至八至为数、为热、为太过（浮数表热，沉数里热，有力实热，无力虚热）。”主证为“浮而有力风热，无力阴虚；沉而有力痰食，无力气滞；迟而有力为痛，无力虚寒；数而有力实热，无力疮疡”（《卷之一·小儿脉法》），观点中肯。据现代研究发现，观察食指桡侧的头静脉分支的微小静脉血液瘀畅，可反映小儿循环与微循环状态，肯定了陈氏之说。

4. 变蒸之说，不可拘泥

陈氏认同小儿生长发育过程中存在着变蒸，如遇发热等，不可认为是病态，可“三四日间自愈”，所以不主张用药，更斥滥用攻伐，指出“用褊银丸之巴豆、水银、黑铅、京墨、麝香之类而峻下之者……且用毒劣，灭其化元，不几于非徒无益而又害之耶？”但对前人关于小儿变蒸按时日来定，脏腑筋骨的递生递变，持不同意见，认为不可拘泥，“余临证四十余载，从未见一儿依期作热而变者，有自生至长，未尝一热者，有生下十朝半月而常多作热者，岂变蒸之谓乎？凡小儿作热，总无一定，不必拘泥，后贤毋执以为实，而以正病作变蒸，迁延时日，误事不小，但依证治疗，自可生全。”（《卷之一·变蒸辨》）此说在今天看来仍切合临床实际。

二 个病辨治，真知灼见

《幼幼集成》所记载的病种，除儿科外感病、杂病外，还有新生儿疾病、五官科疾病、外科疾病、传染性疾病等，几乎囊括了当时所有儿科疾病。每叙一病，详论病因病机，证候特点，至于论治，首列正方，其未尽者，附以经验简方和外治之法。议病辨证，独抒己见，师古不泥，昭然纸上。下面就以咳嗽为例简述之。

1. 咳嗽辨治，寒热虚实

陈氏认为小儿咳嗽以外感居多，内伤者少，故言“婴儿知识未开，内伤何有？所有咳嗽，无非寒热二者而已矣。”又言其病因病机为“形寒饮冷则伤肺，由儿衣太薄，及冷饮之类，伤于寒也……热伤肺，由儿衣太厚，爱养过温，作于热也。”“在小儿由风寒乳食不慎而致病者，尤多矣。”“皮毛先受邪气，邪气得从其合，使气上而不下，逆而不收，充塞咽嗌，故令咳嗽也。”对于咳嗽的辨证，当辨其时间，“清晨咳者，属痰火；午前嗽者，属胃火；午后嗽者，属阴虚；黄昏嗽者，火浮于肺；五更嗽者，食积滞于三焦。”其所述之五更嗽，与现代研究发现的小儿夜间易发生胃食道反流而引起的咳嗽颇类似。咳嗽当分清寒热虚实，“肺实者，顿嗽抱首，面赤反食；肺虚者，气逆虚鸣，面白飧泄；肺热者，痰腥而稠，身热喘满，鼻干面红，手捏眉目；肺寒者，嗽多痰清，面白而喘，恶风多涕。”对于咳嗽治则“各因其虚实寒热而调之”，如“因于寒者，则气壅喘促，声浊而无汗，鼻塞声重，宜参苏饮微汗之。”“咳而胸骨高起，其状如龟者，谓之龟胸。此肺热之极，阳火熏蒸而致也，清燥救肺汤。”“咳而久不止，并无他证，乃肺虚也。只宜补脾为主，人

参五味子汤。”(《咳嗽证治》)

2. 他脏兼证，别而治之

经曰“五脏六腑皆令人咳，非独肺也”，肺咳不愈，可传他脏，若只治肺，置其他脏腑于不顾，病必不除。陈氏重视咳嗽之他脏兼证，根据证候，辨清属何脏兼证，分别治之。如“咳而喉中介介有声，面赤发热心烦，或咽喉痛声哑者，此肺病兼见心证，宜清宁散。咽喉痛，沆瀣丹。”“咳而面黄体倦，痰涎壅盛，或吐痰，或吐乳食。此肺病兼见脾证。大抵咳嗽属脾肺者居多，以肺主气，脾主痰故也，宜橘皮汤。”“咳而面青多怒，痰涎壅盛而发搐者，盖因咳嗽声不能转，所以瞪目直视。此肺病兼见肝证，宜集成金粟丹。”“咳而面色暗黑，久咳而吐痰水。此肺病而兼见肾证，宜六味地黄丸加麦冬、五味。”(《咳嗽证治》)

3. 咳嗽治则，发散为先

陈氏认为小儿咳嗽多外感，故治疗提出要先行表散，莫早寒凉。“凡咳嗽初起，切不可误用寒凉及滋阴之药，闭其肺窍，为害不小，俱以辛散为先着，俟痰应之后，渐加滋阴则得矣。”见咳止咳，闭门留寇，表既不解，咳亦不止，此为治咳嗽之首忌。更将人参败毒散（人参、桔梗、川芎、茯苓、枳壳、前胡、羌活、独活、柴胡、炙甘草）列为小儿咳门第一神方。人参败毒散出自《太平惠民和剂局方》，陈氏在此之基础上加上薄荷、荆芥穗、防风、连翘以增强其发散之功。认为“凡有咳嗽，无论内伤饮食，外感风寒，夹湿夹毒，不拘男妇大小，胸紧气急，咽痛口苦，痰不相应，即用此方升散之。或感冒重者服此，其咳愈甚，不知者以为药不相符，弃而勿服，不知正是升散之力，佳兆也；再服之，渐次轻减，不拘剂数，只以痰应为度，声响痰出，是其效也。枯燥之人，数剂之后，略加沙参、玉竹、当归、白芍、生地，麦冬之类，以滋其阴，无不愈者。”(《咳嗽证治》)诚如喻嘉言《寓意草·论治伤寒药中宜用人参之法以解世俗之惑》中所言：“虚弱之体，必用人参三五七分，入表药中少助元气，以为驱邪之主，使邪气得药，一涌而去。”由此可见，陈氏认为小儿元气不足，不易驱邪外出，故以此方来治外感咳嗽，多收效应。

4. 百日晬嗽，扶正护阳

陈氏对百晬嗽另加论述，百日内乳子痰嗽，世人皆谓难医，而陈氏认为只需辨证准确，则“百治百愈”。提出“凡遇百晬嗽，先用荆防败毒二小剂，母子同服，服完止药，惟令乳母忌口”。更附医案予以说明，高君一小儿，百晬嗽，两三月间，愈治愈危，以至于奄奄一息，逆证丛生，无可救药。陈氏力排众议，不拘习法，准确辨证，前后二十余天，“半岁乳子，而用六两之参，起沉疴于万难”，陈氏认为其“阴阳两败，脏腑俱伤，苟非大力之品，莫可挽回”，以批驳“百日之儿不用人参”之说，但陈氏又指出“此等之治，非谓世之婴儿，一有咳嗽，便当用参，第禀受先亏，胎元怯弱者，有不得不用之势。”（《咳嗽证治》）体现了陈氏独具匠心，治病求本，顾护小儿元气之心。

三 正验新方，简切实用

陈氏论述儿科各证，后均列入方剂，首列正方，附以经验简方和外治之法。其对各种方剂，均运用自如。这些列入的方剂，均为陈氏多年临床经验所得，简便而实用。

1. 集成古方，择验而用

对前贤之方，陈氏认为要学习仲阳之于仲景地黄汤，而创六味地黄汤之精神，“用其所长，去其所短”，故对古方择其效验而用之，并列入正方。其对仲景、钱乙、万全等医家之方运用颇有心得。如陈氏常用钱乙之七味白术散，异病同治。陈氏在《泄泻证治》指出“此方治小儿阳明本虚，阴阳不和，吐泻而亡津液，烦渴口干。以参、术、甘草之甘温补胃和中；木香、藿香辛温以助脾；茯苓甘淡，分阴阳、利水湿；葛根甘平，倍于众药，其气轻浮，鼓舞胃气，上行津液，又解肌热。治脾胃虚弱泄泻之圣药也，兼治久泻不止，口渴无度，并痢疾口渴。幼科之方，独推此为第一，后贤宜留意焉。”

又指出“凡大泻作渴者，其病不论新久，皆用七味白术散生其津液”，如治疗疳证，“疳渴，由胃气下陷，津液不生故也，宜补其胃，使清阳上升，津液渐生，渴自止矣，七味白术散”（《诸疳证治》）；如对于消渴，“倘日久不愈，津液枯焦，其渴愈甚。若仍用黄连、花粉苦寒之类，未有不致危殆者，惟七味白术散对证之药，放胆用之，非此不愈。”（《消渴证治》）；对于弄舌者，“渴欲饮水，面无红赤色，此脾胃津液不足，不可误认为热，宜七味白术散”（《舌病证治》）。

2. 遍收验方，便廉实用

书中载有大量的简便方，多是陈氏云游各地所搜集的民间验方。这些方多药味简单，取材方便，操作简捷，疗效显著，百姓可自行治疗。据粗略统计，书中共收载简便方170余首，至今这些验方仍可在临床选择应用。诚如其云：“若能留心记览，随宜酌用，其利无穷。”（《凡例》）

如治小儿卒呕不止，“生姜取自然汁一盏，煎滚听用，蜂蜜四两，炼熟听用。每服用姜汁一匙，蜜二匙，白汤调服，每日五六次效。”（《呕吐证治》）如治食胀、气胀，“用萝卜子一两，研细末，水调滤汁，用砂仁一两，以萝卜子汁浸一宿，炒干，又浸又炒，共七次，为末。每服一钱，米饮调下。”（《胀满证治》）治小儿疝气肿痛，“用荔枝核炒焦五钱，大茴香酒炒二钱五分，共为细末。每服一钱，温酒调下。”（《疝气证治》）治鼻渊，“用苍耳子炒，辛夷仁、白芷、薄荷等分，为细末。每用一钱，临卧葱汤调服，不以数拘，以愈为度。”（《鼻病证治》）治消渴，“蚕茧汤通治三消之证。用蚕茧壳，或取丝绵结块者，取来煎汤，时时当茶饮，饮至二七，无不愈者。”（《消渴证治》）现代药理研究已证实，蚕茧具有降血糖的作用。

3. 独创新方，效宏力专

陈氏除采集前贤所创的大量方剂之外，也自创了许多新方，效好的以“集成”冠之。陈氏对于集成沆瀣丹应用颇为得意，其方“用黄芩清上焦之热；黄柏清下焦之热；大黄清中焦之热，又藉其有推陈致新之功，活血除烦之力，能导三焦郁火，从魄门而出。犹虑苦寒凝腻，复加槟榔、枳壳之辛散，为行气利痰之佐使；川芎、薄荷，引头面风热，从高而下趋；连翘解毒除烦；赤芍调荣活血；牵牛利水，走气分而舒郁；滑石清润，抑阳火而扶阴，又能引邪热从小便而出。”（《胎病论》）陈氏常用此方异病同治，“治小儿一切胎毒，胎热胎黄，面赤目闭，鹅口口疮，重舌木舌，喉闭乳蛾，浑身壮热，小便黄赤，大便闭结，麻疹斑瘰，游风疥癣，流丹瘾疹，痰食风热，腮面肿，十种火丹，诸般风搐，并皆神效。”（《胎病论》）陈氏最慎攻伐，虽方中有大黄，但他认为只要辨证精确，此真济世之良方，称其为“幼科有一无二之神方”（《胎病论》），一直为后世临床沿用。陈氏治冷痢久泻，用集成至圣丹，方中仅一味鸦胆子，现代药理研究证实鸦胆子含鸦胆子苦素，对阿米巴痢疾、疟疾、肿瘤都有一定疗效。笔者临床曾见老师以鸦胆子油灌肠治疗慢性结肠炎患儿，数次即好转。集成金粟丹（胆星、天麻、乳香、全蝎、白附、梅片、代赭、僵蚕、金箔、麝香）截风定搐，董廷瑶老先生曾将此方用于预防小儿热性惊厥的反复发作，轻者服 1 个月，重者服 2 个月，临床观察 30 余年，收集几百例病例，发现有 75% 患儿服药后虽有高热但不再发作，可见此方疗效显著。另有保胎之集成三合保胎丸（熟地黄、当归、条芩、杜仲、续断）；治疗积滞的集成三仙丹（灵脂、木香、巴豆）；治痢的集成定痢丸（人参、白术、法半夏、石菖蒲、当归、肉桂、白芍、蔻仁、苍术、木香、龙齿、朱砂）；止泻的集成止泻散（车前子、茯苓、山药、炙甘草）；用于外治瘰疬的集成白玉丹等九方。

四 推崇外治，独创神奇

陈氏认为小儿勿轻易服药，故非常推崇外治法在儿科的应用，通过外治，使经气舒畅，气血流通，从而达到治疗疾病的目的。《幼幼集成》一书中，施用外治法多达 200 余处，并在治小儿热病中独创神奇外治法。

1. 善用“火功”，救儿危急

陈氏善用“火功”，认为是“幼科第一要务”，抢救急症，无捷于此法，只是过去所传，悉犯关门逐盗之戒，不仅无益，反而有害，遂“以异授神火，绘图作歌，公诸同志，急迫之间，可以回春顷刻”（《凡例》），认为火攻“能疏风散表，行气利痰，解郁开胸，醒昏定搐，一切凶危之候，火到病除”（《脐风论证·用火口诀》），详论其适应证、取穴及操作、禁忌。对脐风、伤寒痉证、角弓反张、眼目斜视、抽搦及一切风闭、火闭、痰闭、气闭、乍然卒死者，可立见其功。火攻可以治疗多种小儿实邪病证，而对里热证、虚热证则切忌火攻。同时亦将隔物灸作为“全身灯火”的必要补充用于治疗儿科病证。书中详尽地论述了用火口诀，用火宜忌，并绘图作歌，附夏氏治脐风灯火法，以供后学应用。在当时的历史条件下，陈氏运用“火功”作为急救的手段，是难能可贵的。其作用机理仍需进一步研究。

2. 多种外治，简便验廉

陈氏对外治法的运用精彩纷呈，有脐疗、敷贴、搽、擦、热熨、洗浴、浸泡、塞法、针扎、挑刺、灸、砭、吹喉、取嚏、灌肠、熏、含漱等方法，不一而足。如“治伤冷食及难化之物。以生姜捣烂，紫苏捣烂，炒热布包，熨胸腹，如冷，再炒再熨，神效。”（《食积证治》）“小儿夜啼，不论有余不足皆有效。用五倍子研末，口中津唾和作饼子，纳肚脐，以带扎之，效。”（《夜啼证治》）另有风痰闭塞沉昏不醒用生菖蒲、生艾叶、生姜、生葱捣泥，麻油好醋和之，炙热布包熨头项、背胸、四肢以开闭；久病神昏之用隔姜灸命门、阴交；丹毒之用磁锋砭血等。临证时又能将各种方法灵活配合以增疗效，如“治一切胃痛、胸痛、腹痛、腰痛，疼如锥刺，不可忍者，花椒不拘多少，研为细末，和少面粉，醋和成饼，贴于痛处，上铺艾绒，用火灸之，疼立止。”（《腹痛证治》）“小便数日不通，遍身手足肿满，诸药不应者，用苏叶一斤煎浓汤，入脚盆内，令患者坐盆上熏之，冷则又添热汤；外用炒盐熨脐上，及遍身肿处。良久，便通肿消而愈。”（《小便不利证治》）久经验证，疗效较好。

3. 外治热病，独创神奇

陈氏治疗小儿发热，创疏表法、清里法、解烦法、开闭法、引痰法、暖痰法、纳气法、通脉法、定痛法九种神奇外治法，此九法，“非古书所有，实予异授心传，经验既久，神应无方，笔之于书，以公世用。”（《发热证治》），可见陈氏对自己的经验毫无保留，倾囊相授。这些方法操作简便，易于掌握，疗效显著。如《发热证治》载：“疏表法，小儿发热，不拘风寒食饮，时疫痘疹，并宜用之。以葱一握，捣烂取汁，少加麻油在内和匀，指蘸葱油，摩运儿之五心、头面、项背诸处，每处摩擦十数下，运完，以厚衣裹之，蒙其头，略疏微汗，但不可令其大汗。此法最能疏通腠理，宣行经络，使邪气外出，不致久羁荣卫，而又不伤正气，诚良法也。”又如“引痰法，凡小儿痰嗽，上气喘急，有升无降，喉中牵锯之声，须引而下行。用生白矾一两研末，少入面粉，米粉亦可，盖生矾见醋即化成水，入面粉取其胶黏故也，好醋和作二小饼，贴两足心，布包之。一宿，其痰自下。”另有治邪已入里之清里法；治毒盛热极之解烦法；治风痰闭塞之开闭法；治胸有寒痰之暖痰法；治虚脱大证之纳气法。治手足厥冷之通脉法；治脐腹疼痛之定痛法。清·张振鋆在其《厘正按摩要术》中收录了此九法。

五 优生优育，重儿调护

一般儿科专书不讲产科，因陈氏重视优生优育，故《幼幼集成》则将赋禀、护胎、保产论（包括产难七因、产要、小产论，即相当于今之围产期问题）阐述于儿科之首，实用心良苦。陈氏认为母体的强弱与胎儿的成长、健壮有密切关系，“胎婴在腹，与母同呼吸、共安危，而母之饥饱劳逸、喜怒忧惊、食饮寒温、起居慎肆，莫不相为休戚。”（《护胎》）主张妇人受孕，即应“预为调摄”，要注意护胎，并要求妊母，“节饮食，适寒暑，戒嗔恚，寡嗜欲”（《护胎》），“宜常时微劳，令气血周流”（《保产论》），以防难产。对初生儿的护养，指出“宜用旧絮护其背，亦不可太暖”，“宜数见风日”，“衣衫当随寒热加减，但令背暖为佳，亦勿令其汗出”，“乳哺亦不宜过饱”，“须令乳母预慎六淫七情”，提出“忍三分饥，吃七分饱，频揉肚，少洗澡”之谚语为“至言”(《初生护持》)。若有微疾，未可轻药，只宜乳汁以调之。另外陈氏还重视小儿的心理，“凡亲爱之人，喜食之果，玩弄之物，心之所系，口不能言，一时不得，遂逆其心志。其候昏昏喜睡，寤不惺惺，不思乳食，即其证也。宜先顺其心意，内服沉香安神丸并惺惺散。”(《客忤》) 诸此种种育儿心得，字字珠玑。

总之，陈复正是一位造诣精深的儿科临床医家，在弃惊风之名，另立“三搐”，以纠正滥用惊风之名、妄用重坠之品的时弊，呼吁重视小儿元气，立小儿望指纹及脉诊辨证纲领，主张不可拘泥小儿变蒸，创集成新方，注重小儿“火功”外治法等方面均有创见。因此，我们不仅要学习研究其学术思想和临证经验，其敢于揭破讹传，创立己见的治学态度，更是应该借鉴的。然而他的学术观念，亦有可商之处，如他将惊风证治的混乱归咎于惊风之名，而将其摒弃，未免失之过激。所以后世医家采用他的证治分析而舍弃他的“三搐”之名，不是没有道理的。但瑕不掩瑜，陈复正不愧为一代儿科名医。

（李　岚）

参考文献

[1] 陈复正 . 幼幼集成 [M]. 北京：人民卫生出版社，2006.

[2] 夏禹铸 . 幼科铁镜 [M]. 上海：上海科学技术出版社，1958.

[3] 王自勇，毛水龙，储利胜，等 . 蚕茧降血糖作用的机理研究 [J]. 中国医药学报，2002，17（3）：148.

[4] 董廷瑶 . 集成金粟丹对小儿发热性惊厥的疗效 [J]. 上海中医杂志，1956（10）：17-19.

庄一夔

庄一夔，字在田，会稽毗陵（今江苏常州至进）人。清代中叶江南名医。儿科著作有《福幼编》《遂生编》《广生编》各一卷（又名《慢惊秘诀》《脐风秘诀》）等。后编合为一册，则名《保赤全编》，书成于清嘉庆二年（公元1797年）。

庄氏学术，专以温补见长。《福幼编》《遂生编》专论慢惊、天花当以温补为主;《广生编》专论脐风独用灯火疗法。可谓儿科治则中擅长温补学派的代表医家之一。

一 慢惊因虚寒，治则重温补

庄氏继承和发展了《小儿药证直诀》有关急慢惊风的学术观点，指出“慢惊一症，因小儿吐泻后得之为最多，或久疟、久痢，或疹后，或因风寒饮食积滞，过用攻伐伤脾，或秉赋本虚，或误服凉药，或因急惊而用药攻降太甚，或失于调理，皆可致此症也。其症神昏气喘，或大热不退，眼开惊搐，或乍寒乍热，或三阳晦暗，或面色淡白青黄，或大小便清白，或口唇虽开裂出血，阴极似阳假症，而口中气冷，或泻痢冷汁，或完谷不化，或四肢冰冷，并至腹中气响，喉内痰鸣，角弓反张，目光昏暗”等。其病机系“脾肾虚寒，孤阳外越，元气无根，阴寒至极，水之所动也”。治宜先用辛热，再加温补，补土敌木，治本以治标之法，用参术以救胃气，姜、桂、杞等药以救肾气，方用逐寒荡惊汤（胡椒、炮姜、肉桂、丁香、灶心土）冲开寒痰，再用理中地黄汤温补气血脾肾。是方是庄氏得意之经验方。方中地黄、当归、枸杞、山萸补肾滋阴。附子、肉桂、炮姜、人参益气回阳；使阴阳维系，阳回阴复。诚如张景岳所说：“善补阳者，必于阴中求阳，则阳得阴助而源泉不竭；善补阴者，必于阳中求阴，则阴得阳化而生化无穷。”理中地黄汤正体现了上述旨意。其中附子一味，庄氏颇多应用经验，认为虚寒至极者非用附子不可。本草附子下，亦注明治慢惊，但附子性热，中病即宜去，如用附子太多，则小便闭塞不出，如不用附子则源寒，脏腑固结不开，若小儿虚寒至极，附子又不妨用至一二钱。

由于庄氏所用之方药，纯系温补之剂，故鉴别诊断尤为重要。庄氏指出：“急惊与慢惊全属相反，急惊之症，气体壮实，前数日发烧，今日鼻中气热。大便结，小便臊，忽而惊风大作，喉中多有热痰，用抱龙、牛黄等丸，下喉即醒，再用清热消导之药，一剂而安……慢惊总是病后气血不足，虚极生风，非脾肾两补，姜桂同进，如何能愈。”“二症寒热之殊，用药有云泥之异”，故不可不辨。

二、脐风轻重，大倡灯火灸

脐风用灯火灸，创于夏禹铸《幼科铁镜》，名十三灸。庄氏灯火灸用灯草蘸麻油，将灯心提起，用纸收去灯心外之余油，将此干油灯心，点燃其火，按穴一灸即爆一声，当将灯心吹熄，免之火头抱下而多痛，此后一灸一熄，毫无痛苦。穴位的选择可分组，一组脐上二寸下脘处，二组脐上四寸中脘处，三组脐上五寸上脘处，四组面部等。

“凡初生小儿哭似连珠，声短气急，哭一阵，停一阵，痛在脐腹中，吮必不紧，此为脐风先兆，速看脐上青筋。初起，自脐至下脘即用灯火，于筋头尽处逐一灸，并看两肋骨下青筋头，各一灸，又筋头开叉处一叉一灸。若脐起青筋，直上至中脘者，在中脘处，打四灸，自上脘者，在上脘处打四灸。若症重筋头不清，即于面部打起，次及上脘。至病已撮口，连用灯火，先于山根两傍，将大灯心各重打一灸，若极危重者，小根两傍，将大灯心火各重打一灸，若极危重者，小根两傍每灸上，叠打三灸，始克有济。次看两口角，若歪向左侧用灯火于右角打一灸，随将灯头往右一带，若歪向右，则用火于左口角打一灸，随将头往左一带，单撮口者，则两口角俱打一灸，次于人中而傍膪蛇纹上各打一灸。次于牙关交缝处各打一灸，次于心窝筋头各打一灸，再看两胁上下，微有青筋现处各打一灸，此等重症，依法治之，亦十中可救七八。”

庄氏的灯火灸法，对后世影响甚大，历有改进，如清·张振鋆《厘正按摩要术》之灯火灸法。“取灯心，截三四寸长，微蘸麻油，烘干燃着，右手平持灯心，以尾下垂，按穴焠之，一近皮肤即提起，燔焫有声，须手法灵捷，勿致灼伤肌肉。”灯火疗法治脐风，目前似已少采用，但从文献记载及目睹此疗法之疗效者，均深为之服膺，故应加以挖掘，并探讨其原理。

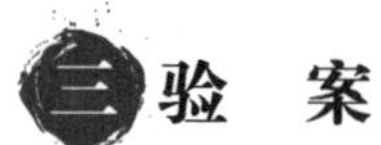

三 验 案

1. 古代医案

裕州刺使徐公，独子十岁，气体本虚，病后大热不退，屡服凉药，泄泻呕吐，角弓反张，诸症作矣，群医毕至，仍系清热解表，病势更加，万无生理。少府史某者，诣署求见，司阍以少君患慢惊拒之，史曰：我来因慢惊非公事也，即延之入。徐曰：小儿慢惊坏症，医技已穷，君能救之乎。史袖示《福幼编》曰：此前庄本府之胞叔所著，专治慢惊，但其另与古书不同，应否与服，堂翁其主之。徐曰：著书人断无孟浪之理。即遵照编内之方，不减分

毫，用逐寒荡惊汤一剂，喉间寒痰即开，接服理中地黄汤四剂，惊止热退而愈。（《福幼编·治验》）

2. 现代验案

某孩，男，12岁，高热神昏，形体羸瘦，面色枯悴青白，两目露睛光，汗出如洗，角弓反张，四肢厥冷，手足瘛疭，喘鸣气促，二便失禁，口唇开裂出血。舌质光红如镜，败象尽露，属慢惊风危候。前已屡更数医，西医诊为结核性脑膜炎，需住院抢救。请中医而有用羚羊角、生地黄、钩藤、石斛辈，反下利不止；有用附子、干姜、人参、龙牡辈，而角弓反张加剧。程（门雪）老筹思良久，认为此属脾肾竭，肝肾阴伤，阴阳不相维系，离决之际立待。勉拟《福幼编》理中地黄汤一剂，其方为：熟地黄15克，山萸肉3克，当归、枸杞各6克，白术9克，炮姜3克，炮附子1.5克，党参9克，炙黄芪6克，生姜3片，红枣3枚，核桃仁2个（打），以灶心土60克先煎汤代水，纳诸药浓煎灌服。

翌晨，患儿之父叩门来报，谓病情已有起色，急至其家，见角弓已渐缓，背部原来垫了三个枕头，今已抽去二个，效不更方，原方继服十余剂，诸症逐渐好转，调治而安。

（俞景茂）

参考文献

陆寿康.重危病症更须分清阴阳虚实——学习程门雪先生经验一得[J].中医杂志，1980，(6)：19.

吴 瑭

吴瑭，字佩珩，又字鞠通，江苏淮阴人，生于乾隆二十三年（公元1758年），卒于道光十六年（公元1836年），终年79岁。吴氏出生于较为贫寒的书香之家，其父名守让，字逊夫，为乾隆十四年（公元1749年）秀才，曾在当地教学，弟子甚多。受其父亲影响，吴氏自幼攻读儒书，希图科名。然19岁时因父亲久病不愈，终于不治，吴氏愧恨难名，哀痛欲绝，遂“慨然弃举子业，专事方术”。26岁时，吴氏前往京师，在朋友介绍下检校《四库全书》，遂获得博览群书的机会，尤其是得以阅读当地难以见到的医学名著，如《瘟疫论》《温热论》《临证指南医案》等，深得治温之大法。36岁时，京师瘟疫大流行，误治死亡者甚多，吴氏不忍旁观，尽力救之，幸存十余人。吴氏因此深感时医治疗温病缺少正确的理论和治法，遂广泛采集有关外感热病的论述，吸取精华，结合自身的经验，历经十五载，数易其稿，于嘉庆十八年（公元1813年）正式刊行《温病条辨》。吴氏晚年著有《医医病书》和《吴鞠通医案》二书，以矫医界时弊，嘉惠后学。吴氏对温病的造诣颇深，同时兼通儿科，成就卓然。

小儿之难，既难于天，也难于人，而吴氏解儿难，解的是“难于人”的方面。吴氏认为，难于人者有二：一难于“儿之父母”，父母唯恐小儿受饥受寒，却不知有饱暖之灾；二难于“庸陋之医”，不明医理，不知轻重，滥用寒凉攻伐，谬造惊风之说，妄为疳疾之丸。吴氏对中医儿科的学术成就集中于《温病条辨·解儿难》一篇，其中对小儿生理病理特点，小儿用药法则，对痉、疳、痧、痘四大疾病等方面均有精辟的论述，现将其学术成就探要如下。

一 稚阴稚阳并论阐发小儿生理特点

小儿生理特点，古籍中已有记载，如《灵枢·逆顺肥瘦》载“婴儿者，其肉脆，血少，气弱”；《颅囟经·脉法》载“三岁以内，呼为纯阳，元气未散”；《小儿药证直诀·变蒸》载“五脏六腑，成而未全……全而未壮也”。其中《颅囟经》中“纯阳”学说对后世影响较大，后世医家对此阐述也甚多。吴氏秉承《内经》“肾藏精”“阴阳互根”的理论，结合自身的临床实践，对“纯阳”理论进一步阐发，认为“古称小儿纯阳，此丹灶家言，谓其未曾破身耳，非盛阳之谓”，明确指出“纯阳”非“盛阳”之意，而是“小儿稚阳未充，稚阴未长者也”之意，这是中医儿科史上首次明确小儿“稚阴稚阳”的生理特点。稚阴，是指小儿体内精、血、津液及脏腑、四肢、百骸等有形物质尚未发育成熟；稚阳，是指脏腑的各项生理功能尚未完善。小儿稚阴稚阳，肾气未充，需到男子三八、女子三七，才能“阴气长而阳亦充……阴足而阳充也”。吴氏在《解儿难·儿科总论》中提及小儿“脏腑薄，藩篱疏，易于传变；肌肤嫩，神气怯，易于感触”，正是“稚阴稚阳”的具体体现。

吴氏“稚阴稚阳”学说和《颅囟经》“纯阳”学说并不矛盾，“稚阴稚阳”反应的是小儿处于阴阳稚嫩不足的状态，“纯阳”反应的是小儿生机蓬勃、发育迅速的特点，是从不同的角度反应小儿的生理特点，为后世医家全面认识小儿体质，明辨生理病理特点，奠定了重要基础。

在现代中医临床中，“稚阴稚阳”学说依然发挥着重要指导作用，包括对小儿的喂养保健、生长发育规律的认识以及疾病的发生发展规律、处方遣药等各个方面。小儿疾病中有一部分是由于脏腑形态结构和功能未完善引起的，但随着小儿年龄的不断增长，脏腑功能逐渐完善，这类疾病就容易好转和治愈。在用药过程中，需要考虑小儿脏腑娇嫩，对峻猛药物的运用需要比成人更为谨慎，同时在运用中更需“中病即止”，以防伤及正气。

二 提倡用药轻灵　推崇存阴退热

针对小儿“稚阴稚阳”的体质特点，提出小儿的用药原则，当为“其用药也，稍呆则滞，稍重则伤，稍不对症，则莫知其乡，捉风捕影，转救转剧，转去转远”。意在小儿用药轻灵，中病即止，不可矫枉过正。吴氏对当时“世人以小儿为纯阳也，故重用苦寒”的时弊，一针见血地指出“夫苦寒药，儿科之大禁也……不知儿科用苦寒，最伐生生之气也”。吴氏认为，湿淫虽为害，但人无湿则死，故小儿之湿，不可重用苦寒淡渗。吴氏受到钱乙、李东垣影响，强调保护小儿胃气的重要性，认为苦寒重伐胃汁，使人痉厥而死。所以，对小儿之火，“惟壮火可减”，而对于生生不息的“少火”，不可滥用苦寒清之。吴氏提出小儿用药，当以“存阴退热为第一妙法”，并以钱乙的地黄丸为酸甘化阴的典型代表。同时，吴氏创制人参乌梅汤、连梅汤，是酸甘化阴的代表方，为久痢伤阴、阴液太伤、热病液涸的“急以救阴”之法。

三 详述小儿痉病病因及辨治

吴氏认为，“六气皆能致痉”，但痉病的主要病因以风邪为主。《素问·至真要大论》有“诸痉项强，皆属于湿”的记载，但吴氏认为，“湿之一字，不能包括诸痉，惟风可以该括”。吴氏做此分析的原因有三：其一，“风为百病之长，六气莫不由风而伤人，所有痉病现证，皆风木刚强屈拗之象，湿性下行而柔，木性上行而刚，单一湿字，似难包得诸痉”；其二，吴氏分析方中行《痉书》一十八条，除外《素问》和《千金要方》二条，均无痉病与湿相关证据；其三，吴氏认为，《素问》和《千金要方》的流传年代久远，后人掺杂和脱简错误的可能性较大，难以为据。吴氏进一步分析提出，急病致痉与外风相关，曰“以卒得痉病而论，风为百病之长，六淫之邪，皆因风而入”；久病致痉与内风相关，曰“以久病致痉而论，其强直背反瘛疭之状，皆肝风内动为之也”。

吴氏通过长期的临床观察，分析“小儿易痉”的两大原因。第一，“肌肤薄弱，脏腑嫩小，传变最速”；第二，“近世不明六气感人之理，一见外感，无论何邪，即与发表”。这说明小儿易得痉病的主观原因是小儿脏腑娇嫩、肌肤柔弱，导致邪气传变迅速，这与钱乙的“五脏六腑，成而未全，全而未壮”的理论一脉相承；客观原因是医者发汗过度造成的阴液亏耗，筋脉失养，这也是吴氏温病学术中注重“固护阴液”的体现。吴氏对“小儿易痉”的病机理解，对后世小儿惊风的辨证论治起到了重要的作用。小儿惊风是吴氏“痉病”的一个种类，其病机为热病伤阴，水不涵木，肝风内动，属于本虚标实，其标为风、为火，其本为脏腑、肌肤柔弱，阴液亏耗，肝肾阴亏。因此在治疗惊风中，要标本兼顾、求本而治，既要平肝镇惊、息风泻火，又要滋肾养肝，滋水涵木。

吴氏在长期临床实践中，根据感受邪气的性质不同，将小儿痉病分为九种证型：寒痉、风温痉、温热痉、暑痉、湿痉、燥痉、内伤饮食痉、客忤痉、本脏自病痉。寒痉以寒邪为病因，分柔痉、刚痉、风寒咳嗽致痉，分别以桂枝汤法、葛根汤、杏苏散治疗。风温痉即瘛证，以风温邪气为病因，此证所致痉较温热少，治疗以辛凉轻剂银翘散、辛凉重剂白虎汤为代表；伤及津液加生地黄、麦冬等；出现神昏谵语则兼用芳香以开膻中，如清宫汤、牛黄丸、紫雪丹；恢复期以六味地黄丸、复脉汤类等养阴生津。风温咳嗽致痉的，用桑菊饮、银翘散，不可用辛温的杏苏散。温热痉以火邪为病因，因火邪销铄真阴，所以痉病发生较风温多。温热痉和风温痉只是病情严重程度上的差异，治则与风温痉相同，用药的轻重取决于病情的轻重。暑痉以暑邪为病因，暑兼湿热，但与湿痉相比，为热多湿少之病。小儿痉病暑月最多，兼证最杂。小儿肤薄神怯，经络脏腑嫩小，易感外邪，传变迅速。治疗需审证求因，不可拘泥于解痉，当以祛暑为主，暑邪祛除则痉自止。若暑兼风寒，用新加香薷饮；无兼证，有汗，用银翘散，重加桑叶；伴肺气不利的咳嗽，用桑菊饮；见阳明经证，汗多，用白虎汤，兼见气虚，脉芤而喘的，用人参白虎汤；伴湿邪较重的，身重汗少，用苍术白虎汤；虚阳上浮，脉芤面赤多言，喘喝欲脱者，用生脉散；热入营血，心窍不通，神识不清，用清营汤加钩藤、丹皮、羚羊角；痰热蒙蔽心窍的，用紫雪丹、牛黄丸；热入营血，病势轻微，用清络饮。湿痉湿邪既可导致痉病，又可导致瘛病。由于湿邪性柔而下行，不似风刚而上升，故感受湿邪即发痉病较少。因感受湿邪，久则致痉，故治湿邪致痉，当不治已病治未病，先痉而治，断痉病之源。湿为浊邪，弥漫三焦，上蔽清窍，内蒙膻中，在治疗上当以化湿为主，如清利湿热的三仁汤，温化寒湿的桂枝姜附汤。对于疟、痢导致的痉病，则以疟、痢两病治之。燥痉燥气化火，消铄津液，津亏则筋脉失养，筋脉拘急而致痉。治疗燥邪致痉，当以辛凉甘润法为主。但正秋之时，有伏暑内发，新凉外加之证，有别于燥邪致病，当以苦辛淡法及苦辛寒法治之。内伤饮食痉又称为慢脾风，必先由于吐泻，伤及脾胃，脾胃阳虚，累及肾阳，治疗常用参苓白术散、四君子汤、六君子汤、异功散、补中益气汤、理中汤等，其关键在于见吐泻时，先防其痉，非于既痉而后设法，即未病先防之理。客忤痉俗称惊吓致痉，病因在于惊吓。小儿神怯气弱，看见异物，或听到异响，或跌仆，都能引起痉病，但很少见。在治疗上以养血宁心，方用复脉汤去参、桂、姜、枣，加丹参、丹皮等。本脏自病痉又称瘛病，病机为小儿汗出过多，汗多则亡血，肝血耗伤，筋脉失养。同时，汗多易伤卫阳，卫阳损伤，则易感六淫之邪。故需告知小儿父母，勿令小儿过暖而汗多亡血、伤卫阳，故既避免痉病，又能避免六淫侵袭，即治未病之意。治疗本脏自病痉以育阴柔肝为主，血足则风自灭，六味丸、复脉汤、三甲复脉三方、大小定风珠二方、专翕膏均可选用。其中专翕膏为吴氏独创方剂，药用人参、茯苓、龟甲胶、乌骨鸡、鳖甲、牡蛎、鲍鱼、海参、白芍、五味子、山茱萸、羊腰子、猪脊髓、鸡子黄、阿胶、莲子、芡实、熟地黄、沙苑子、白蜜、枸杞子，用以上药物熬膏而成。

四 细分痉、瘛、痫、厥四病差异

自吴氏之前，痉病、瘛病、痫病、厥病的概念相互交叉，往往混为一谈，还有惊风痰热、角弓反张、搐搦、抽掣等表述。吴氏将此四种病的概念予以明确：痉病为“强直之谓，后人所谓角弓反张，古人所谓痉也”；瘛病为“蠕动引缩之谓，后人所谓抽掣、搐搦，古人所谓瘛也”，“抽掣搐搦不止者”亦为瘛病；痫病为“时作时止，止后或数日，或数月复发，发亦不待治而自止”，这是中医对癫痫突发性和反复性特点较早和准确的描述；厥病为“四肢冷如冰”，或“四肢热如火”，亦或“四肢有时而冷如冰，有时而热如火”。吴氏认为，张仲景详述刚痉、柔痉，为外感伤寒而设，用药宜刚而温；而瘛病大多由热病耗液所致，用药宜柔而凉。这是对仲景学说进一步的发展，也是温病学派在疾病认识上对伤寒学派上的一种补充。对于痫病，吴氏传承叶天士治痫经验，提出了痫病“有虚有实，有留邪在络之客邪，有五志过极之脏气”的病因病机。

五 以脾胃学说为指导，创立治疳九法

吴氏认为疳疾病根在于脾胃，并对病因病机做出了详尽的分析：父母唯恐小儿饥渴，小儿又不知节制，饮食过度，加之小儿脾常不足，致“脾气郁而不舒”，脾郁则不能为胃行津液，则湿停中焦，而脾喜燥恶湿，湿停则脾气更趋郁结，致中焦不受水谷之气。中焦不受水谷之气，无以生血则血干，无以散精气则五脏之汁亦干，无以循卫气则汗多，汗多则营血亏虚，血虚则肢体日瘦。故有“干（疳）生于湿，湿气生于土虚，土虚生于饮食不节”之说。

以此立论，在治疗上要注重固护脾胃。

疳疾是虚实夹杂的疾病，既有本虚之脾气不足，又有标实之食积、痰湿，只通不补则伤脾气，只补不通则脾湿更盛，运化不利。吴氏传承百家之长，在钱、李、薛、叶等基础上，提出治疳“九大妙法”。“第一妙法”为“疏补中焦”，其意在于脾郁则疏，实则泻之，脾虚则补，虚则补之，通补兼施，寓通予补，达到恢复脾胃受纳运化水谷之力，使生化有源的目的。“第二妙法”为“升降胃气”，升降出入为气机活动的基本形式，此意在于调节脾胃气机，使升降出入有序，维持脏腑正常的气化功能。“第三妙法”为“升陷下之脾阳”，疳疾者脾气虚，脾虚则致中气下陷，当升阳举陷。“第四妙法”为“甘淡养胃”，甘入脾，能补、能缓，淡能渗、能利，甘淡合用，则平补平泻，补而不滞，符合小儿稚阳未充，稚阴未长的生理特点。“第五妙法”为“调和营卫”，《灵枢·营卫生会》有云：“人受气于谷，谷入于胃，以传与肺，五脏六腑，皆以受气，其清者为营，浊者为卫。”而疳疾者，中焦虚衰，五脏六腑无以受气，致卫外不固，营阴外泄，则营卫不和，故当调和营卫，调和脏腑气机，以最终达到益气养血，和胃健脾的目的。“第六妙法”为“食后击鼓，以鼓动脾阳”，此意为音乐疗法，以击鼓振奋脾阳，促进脾运。“第七妙法”为“调其饮食”，饮食不节是发生疳疾的最重要原因，祛除病因是疾病康复的重要方法，故小儿当节饮食，既有节制饮食量之意，又有避免苦寒之品伤及卫气之意。“第八妙法”为“生有疳虫，再少用苦寒酸辛，如芦荟、胡黄连、乌梅、史君、川椒之类”，此为吴氏对杀灭寄生虫治疗疳疾重要性的认识；“第九妙法”为“每用丸药缓运脾阳，缓宣胃气”，吴氏认为，对比汤剂，丸药在治疗疳疾时具有缓慢起效，作用持久的特点，更有利于发挥药物疗效。吴氏还提供单方二则：“一用全蝎三钱，烘干为末，每用精牛肉四两，作肉团数枚，加蝎末少许，蒸熟逐日食之，以全蝎末完为度。”牛肉甘温，最善补土，全蝎肝经之虫，能疏土通络，为一通一补之法；另用一味鸡内金为末，加于食物中，以磨积运脾。

吴氏的“治疳九法”是基于对疳疾病机的深刻认识，对后世乃至今日中医治疗小儿疳疾、小儿厌食起到了重要的指导作用。

六 针砭治痘疹时弊

痘病古籍已有较多的描述，而其中又以钱乙、陈文中两家为代表。在治法上，钱乙主张寒凉，而陈文中主张温热。世医又往往拘于一家之见。吴氏认为：“两家之学，似乎相背，其实相须。”其理在于痘病初发，多以温热邪气侵犯为主，故当以热者寒之，但痘病后期，气血耗伤，阳气无以托毒外出，易致内陷，此时当以扶正驱邪。但痘病先热后寒并非定论，仍需辨证施治，即所谓“始终实热者用钱，始终虚寒者用陈，因痘无一定之证，故无一定之方也”。对于疹病，吴氏认为以麻黄、三春柳等辛温之药解表，伤及肺脏，并提出“先用辛凉清解，后用甘凉收功”的理论。

但是，受到时代和科学技术的局限，吴氏也有认识不当之处，如痘病为“先天之毒，藏于肾脏……必待君火之年，与人身君火之气相搏，激而后发也”、“北口外寒水凝结之所，永不发痘”等，在现在看来已过时。但吴氏对中医儿科做出的积极探索值得我们肯定，其重要的贡献值得我们学习和发扬。

（邬思远）

参考文献

[1] 林钦廉.《温病条辨·解儿难》简评 [J]. 浙江中医学院学报,1984,8(2)：5-7.

[2] 程志源.从《解儿难》看吴瑭的学术思想 [J]. 江苏中医,1998,19(3)：8-9.

[3] 孔庆玺.论吴鞠通治疳学术思想 [J]. 云南中医学院学报,1992,15(1)：1-3.

[4] 夏小军.浅谈吴鞠通对中医儿科的贡献 [J]. 中医儿科杂志,2007,3(3)：6-8.

[5] 陈禧，上官慎康.吴鞠通对中医儿科的贡献 [J]. 中医杂志，2011，52（16）：1435-1437.

恽铁樵

恽铁樵，名树珏，别名冷风、焦木、黄山，江苏武进人，生于1878年，卒于1935年。恽铁樵年幼孤苦，5岁丧父，11岁丧母，由族叔抚养成人。恽铁樵幼承家学，刻苦自励，长于古文，13岁就读于族中私塾，16岁考中秀才，20岁已读完全部科举经典。江苏武进近代名医辈出，受到乡风影响，恽铁樵习儒之时就已经接触《素问》《温病条辨》《医学三字经》等中医著作，这为其后来弃文从医，步入中医殿堂，打下了坚实的基础。1903年，26岁的恽铁樵考入上海南洋公学专攻英文和文学，1906年以优异的成绩毕业于该校，后去湖南长沙一所中学教书，辛亥前夕到上海浦东中学执教。1911年，恽铁樵受邀进入商务印书馆担任编译工作，次年始主编《小说月报》，从事短篇小说创作和翻译工作，以翻译西洋小说而著称于民国文坛。后因三个儿子接连因患伤寒，遭庸医误治身亡，遂自学《内经》《伤寒论》，同时问业于伤寒名家汪莲石先生。在四子罹患伤寒之时，自予麻黄汤使儿子转危为安。恽铁樵遂更信服《伤寒》方，钻研中医经典，治疗亲友之病，大获良效，后同事的小孩因伤寒阴证垂危，恽铁樵以一剂四逆汤转危为安，名震上海。之后求医者增多，1920年，恽铁樵辞去《小说月报》的职务，挂牌行医，以儿科见长，很快闻名遐迩。

恽铁樵行医之时，正值西方科学文化传入，在西方思想的冲击下，中医面临严峻挑战。恽铁樵以渊博的知识，丰富的临床经验，倡导中西医汇通，自办中医函授学校，培养中医人才，为中医事业发展做出了重要贡献，是中医发展史上中西医汇通学派的代表医家之一。

恽铁樵行医善治小儿疾病，尤善于痧疹、惊风之疾，为后人治疗这些疾病提供了宝贵的经验，其相关内容主要记载于《保赤新书》一书中，现将其学术经验总结于下。

一 基于伤寒六经论痧疹

恽铁樵认为痧疹病属三阳，以太阳病和阳明病为主，若邪气内陷则可见太阴病和少阴病，并结合西医理论，提出邪气还可传入神经的理论。痧疹病情分为三个时期，即前驱期、发热期和传变期。痧疹当以疹点稠密，红润畅透为顺，以疹点不出，现而复没为逆。痧疹三期均有逆证，为邪气内陷、病情危重的表现，称三逆证。前驱期的逆证：气急鼻扇，为风寒郁肺，邪不得出；发热期的逆证：高热无汗、人中发青、手足冷，为表闭无汗，热不得出，内传阳明；传变期的逆证：泻下，为正虚邪盛，内传脾经，即《伤寒论》实则阳明，虚则太阴之意。由于痧疹喜透发，顺证当因势利导，助邪透发；逆证当拨乱反正，引邪达表。在治疗中，以麻黄、葛根、柴胡和干姜为最主要药物，前驱期的逆证，无汗用麻黄，有汗用葛根、荆芥、防风，佐以杏仁、浙贝等；发热期的逆证，无汗用麻黄，有汗用葛根，佐以黄芩、石膏等清热；传变期的逆证，热泄用葛根，寒泄用干姜，佐以柴胡发汗解肌，升阳举陷。在药物运用上，恽铁樵针砭时弊，反对世医滥用石斛、玉枢丹等药物。阳明热盛而致口舌干燥，清热则津自复，滥用石斛易抑遏热邪，反致不易透发；受温病下不厌早的理论影响，攻下之法被滥用，而痧疹攻下易引邪入里，发生泻下等逆证，故为禁忌。

二 中西合参论惊风

恽铁樵吸收西医的知识，结合传统中医的认识，否定了既往以阴阳、气血、五脏、伤寒等论惊风的观点，提出了惊风系神经系统脑病的观点，惊风的各种症状均与神经紧张相关，并详细分析了各种惊风发生时各种症状和各神经之间的关系，这些观点，和西医学的理论一致。

恽铁樵进一步阐发了钱乙对于小儿惊风的论述，将小儿惊风分时而论。发生于寅、卯、辰时的，为肝病；发生于巳、午、未时的，为心病；发生于申、酉、戌时的，为肺病；发生于亥、子、丑时的，为肾病；其中没有脾病，原因在于肝、心、肺、肾主急惊风，脾多主慢惊风。肝病致惊风表现为身壮热、目上视、手足动摇、口内生热涎、颈项强急；心病致惊风表现为心惕、目上视、白睛赤色、牙关紧闭、口内生涎、手足动摇；肺病致惊风表现为不甚搐而喘、口噤斜视、身热如火、睡露睛、手足冷、大便淡黄水；肾病致惊风表现为不甚搐而卧不稳、身体温、目睛紧斜视、喉中有痰、大便银褐色、乳食不消、多睡不醒。恽铁樵认为，这里的肝病、心病、肺病、肾病并非四脏之病，而是藏气病。肝、心、脾、肺、肾五脏所对应藏气为生、长、化、收、藏，肝病意为逆生气，心病意为逆长气，肺病意为逆收气，肾病意为逆藏气。这种分类源于《内经》天人一体观，一日之中有鸡鸣、平旦、日中、合夜，其气机有生、长、化、收、藏，对应人体有生、长、壮、老、已。

恽铁樵分析认为，小儿惊风多因外感风寒，内有食滞，兼有惊恐所致。另外，世医误用的牛黄丸等芳香药，用于治小儿痧疹高热，易引邪气入神经，亦是致小儿惊风的原因。

惊风在治疗上分为已惊和未惊两种。已惊者必须用虫类药，如蜈蚣、僵蚕、全蝎、蕲蛇等，虫类药具有弛缓神经的作用，其中以蜈蚣最为峻猛，出现撮口必用，僵蚕次之，全蝎较为平稳，应用范围较广。用虫药时需要配合养血药，惊风止后用其他方剂善后，如六神散、半夏丸、实气饮等，这些方剂无定论，需辨证施治，未惊者值惊风将成未成之时，当用桂枝类方。

中西医汇通学派是中医发展的特殊时期产生的一个学派，其为保护和发展中国医药学做出了贡献，为中医、西医、中西医结合的格局奠定了历史基础，其勇于接受新知、勇于开拓的精神，对医学的发展具有一定的影响。中西医汇通学派运用的方法过于简单，企图直接使中西医结合和用西医的方法来研究中医，并未取得突破性的成就，但这是历史和科学技术的局限造成的，并不能因此而否定中西医汇通学派所做出的历史贡献。

（邬思远）

参考文献

[1] 熊俊，张玉萍．恽铁樵儿科治疗经验探析 [J]. 中国中医药信息杂志，2011，18（11）：89-90.

[2] 范伯群．从鲁迅的弃医从文谈到恽铁樵的弃文从医——恽铁樵论 [J]. 复旦学报（社会科学版），2005，（1）：18-27.

[3] 王致谱．名医恽铁樵的治学之路及医事活动 [J]. 中医药文化，2006(1)：44-48.

[4] 狄忍安．文坛伯乐中医大家——恽铁樵先生传略 [J]. 医古文知识，2004，(4)：14-15.

[5] 夏名霞．对中西医汇通学派的认识和评价 [J]. 安徽中医学院学报，1990，9（1）：13-15，26.

徐小圃

徐小圃，名放，汉族，上海宝山人氏。生于公元 1887 年，卒于公元 1959 年，逝于台湾，享年 73 岁。徐氏世代儒医，自幼秉承家学。其父杏圃公，名锦堂，乃清末上海名医，小圃尽得其传。弱冠时即悬壶济世，设诊所于上海东武昌路，擅长儿科，名动沪滨，为近代声誉卓著的儿科名医，也是著名的温阳派大家。徐氏热心中医事业，屡捐巨款、赠地兴办中医学校及药圃。曾任上海国医公会监察委员、新中国医学院附属医院儿科主任、中国医学院董事长、神州医学总会副会长等职务。徐氏也是闻名海内外的古玩书画收藏家、鉴赏家，并具有较高的书法造诣。

徐氏不但医术高超，而且医德高尚，深受病家尊敬和信任。虽诊务繁忙，但仍悉心解除患儿病痛。尝谓："医乃仁人之术，既要有菩萨的心肠，又要有英雄的肝胆。"他遇重病者，即给予提前诊治；贫病交迫者，则免收诊金。

徐氏民国时期曾在上海复兴中医学校任教，授徒带教认真严格，谆谆善诱，诲人不倦，竭力培养中医儿科人才。徐氏及门弟子，遍及海内。哲嗣徐仲才、徐伯远，均克绍箕裘，亦上海之现代名医。王玉润、顾文华、朱瑞群均是其得意门生，江育仁亦曾随其抄方。

由于徐氏忙于诊务，没有专论著述留世。其学术经验、专论医案，经其次子徐仲才的弟子陆鸿元、邓嘉成等收集整理成《儿科名家徐小圃学术经验集》出版。本书分医话（徐小圃经验谈）、临证医案（分35种）、后裔门人文章荟萃（共9篇）三大部分，选录了徐氏大量医案，充分反映了他应用附子范围之广、认证之精、配伍之妙。

次有《徐小圃医案医论集》，由陆鸿元、徐蓉娟（徐仲才之女）主编，本书为徐小圃先生医案医论合集，被列入“名医遗珍丛书”。该书由徐小圃医案、经验方、医话、学术经验传承、逸闻摘记五大部分组成，前四部分大多参照《申江医萃》丛书分册之一《儿科名家徐小圃学术经验集》，并增加徐小圃经验方部分、徐仲才编写的《徐小圃儿科经验简介》，又补充部分医案及江育仁等后裔门人的简介，并且修正少量错误。

再者《徐小圃徐仲才临证用药心得十讲》于近年出版，由陆鸿元、徐蓉娟、郭天玲主编，中国医药科技出版社出版。其中徐小圃部分主要依据《儿科名家徐小圃学术经验集》收集的医案等完成。全书共分为十讲，以病证分类为纲目，总结出徐氏父子诊治该病证的用药经验。书中重点介绍了麻黄、附子、桂枝的用药心得，尤其是徐氏父子应用附子的经验。

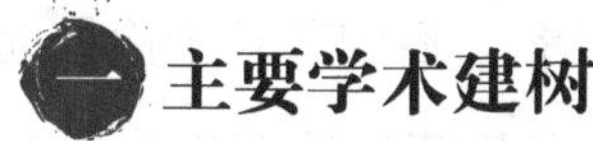

一　主要学术建树

1. 重视人体阳气在小儿生理病理中的作用

徐氏擅长温阳，处处以卫护人体阳气为重，这是因为他认识到阳气在小儿生理病理中具有非常重要的作用。徐氏认为，小儿的机体特点为“肉脆，血少，气弱”，属于稚阴稚阳之体，其脏腑娇嫩，形气未充，决非“阳常有余，阴常不足”的“纯阳之体”。历代儿科相关医著及各位医家对“纯阳”含义论述颇多。《颅囟经·卷上·脉法》中提出：“凡孩子三岁以下，呼为纯阳，元气未散。”《四库提要·小儿药证直诀》云：“小儿纯阳，无烦益火。”《幼科要略》载：“襁褓小儿，体属纯阳，所患热病居多。”《活幼心书·明本论》云：“盖以小儿是纯阳之体，用药不可太热。”徐小圃则认为所谓“纯阳之体”，是指小儿在生长发育过程中具有“生机蓬勃，发育迅速”的生理特点。小儿先天禀赋的元阴元阳未曾耗散，其为先天之阳，在其推动之下，小儿的生命活力犹如旭日初生，草木方萌，蒸蒸日上，欣欣向荣。年龄愈小，生长发育的速度也愈快，更需要阳气的顾护和推动。因此，小儿以阳气为本。但正因为小儿为稚阴稚阳之体，御邪能力较弱，一旦护理失宜，寒暖失调，则外易为六淫所侵，内易为饮食所伤，发病之后，往往容易出现种种阳气受损之症。徐氏指出，阴为体，阳为用，阳气在生理状态下是全身动力，在病理状态下又是抗病主力，因而在儿科中尤为重要，所以治小儿疾病必须时时顾及阳气。所以徐氏治疗疾病时常选用麻黄、桂枝、荆芥、防风等辛温解表药，陈皮、半夏、厚朴等燥湿化痰药。对于儿科常见的外感病证，徐氏认为治病的基本精神即在助正气、祛邪气，而儿科扶正，当以扶助阳气为主，外感病扶正达邪，重在益阳解表，不可妄投寒凉之品。

2. 温清权变，尤重温阳扶正

徐氏行医之初，曾偏重于“小儿纯阳，无烦益火”及“阳常有余，阴常不足”的理论，认为小儿热病最多，所以治疗用药方面，是按温病学的理法方药为准则的，故用药主“清”。后因其长子徐伯远患伤寒危症，幸得挚友寓沪绍兴名医祝味菊以附子等温热药救治而化险为夷。徐氏对此衷心折服，遂虚心向祝氏求教，并在祝氏运用温阳药的基础上，结合小儿生理病理特点，创立了独具特色的儿科温阳方法。另一方面，有鉴于大多数求诊患儿属于久病失治或辗转求治的危重病症，其中又以阳气受损、正不敌邪的脱闭证候者居多，因此徐氏经常在处方中施以温阳扶正之法，但在实际治疗时针对个体情况又酌情温清并用，注重权变，强调阴阳互根，配伍有常。

徐氏推崇陈复正“圣人则扶阳抑阴”之论，主张治小儿疾患必须处处顾及阳气。医案中常有“气阳不足”“气阳式微”“阳虚湿盛”等语，对此等病证，治疗采用扶阳温肾，温阳化湿等方法。解表擅用辛温，注重及时温培脾肾，潜阳兼顾育阴。如治疗婴幼儿泄泻，久泻伤脾，脾伤及肾，乃脾肾两伤之证，气阳不足之征毕露，故使用温培脾肾之阳，即助火生土之意。徐氏常以钱乙七味白术散为主方，中寒者加炮姜，阳虚者加附子，对脾伤及肾者常用四神。对泄泻病中具有舌干口渴者，必详辨其伤阴与伤阳之别。伤阴当见舌光色绛，甚则口舌生糜，伤阳舌苔虽净而不干或糙而质润，且多伴小便清长，口虽干而不多饮，饮则作恶，此非阴伤，而是脾不健运，液不上承之故。肾阳不振，气失摄纳，所以小便虽多，而泻仍不止也。此类病儿临床极为多见，若不及时投以温培脾肾之阳的药，则必土败木乘，可致虚风暗动，导致慢脾风危候。他常灵活选用各种温补肾阳药物，其中尤以附子力大效宏，常为首选。喜用黄附片，常谓因其药性较乌附平和而纯正，最适用于小儿。认为附子与其他药物的配伍应用，既可各行其道、各司其职，又可相互监制、防偏纠弊，使阴得阳助、阳得阴济，也大大拓展了附子的临床应用范围。其应用附子的经验可归纳为“温阳九法”，即附子与潜降、解表、健脾、清热、化湿、利水、泻下、收敛、滋阴、固涩等药同用，分别为温潜法、温解法、温培法、温清法、温泄法、温化法、温和法、温滋法、温固法。其对温潜法情有独钟，应用甚广，认为附子若与潜降药物同用，则能温肾潜阳，使阴平阳秘，导龙入海，引火归原。如治疗麻疹肺炎毒重正气将溃的重症病例，运用温潜法颇能见功。乌附块性温而不燥，龙、牡、磁石扶正潜阳，麻疹证虽属实热，而舌唇尚润，脉呈细软，肢末欠温，按小儿病理特点，易虚易实，最易出现厥脱。夫阴之所生，必赖阳气之旋运，故少佐温阳者，取其阳生则阴长之意。

3. 融汇各家，衷中参西

徐氏博览经典，精研岐黄、仲景之学，熟谙北宋以来儿科学家如钱乙、陈文中、陈复正等的典籍。常言：金元四大家，刘河间主清，张子和主攻，李东垣重补气，朱丹溪重滋阴，各有专长，亦各有所偏。对《伤寒杂病论》体悟颇深，认为仲景《伤寒杂病论》辨证谨严，用药果敢，其圆机活法，实医家临证之典范。他吸取各家的特点，贯通钱乙、陈文中的儿科温凉两大学派。徐氏认为，小儿疾病易虚易实，故审证必须详尽。表、里、寒、热既辨，虚、实既明，则麻黄、桂枝、青龙，或泻心、白虎，或承气、凉膈，或真武、四逆等汤方，宜大胆放手应用，切勿因循畏缩，坐失良机。他师古而不泥古，在经方中融会贯通了温病学及诸家经验。例如在外感等诸多疾病的医案中，常常可见辛温辛凉并用、温清兼备、祛邪扶正共施。

徐氏灵活运用《伤寒论》，且见解独到。他注重经方之功效，每味药的作用和配伍等。其处方中常见多方参合应用，或根据方义组合。他认为某些处方关键在于主药，如桂枝汤的桂枝、白芍；小柴胡汤的柴胡、黄芩，故临证常仅取主药，少用全方。以小青龙汤为例，外感风寒内夹水气者固必用，虽无表证而见喘咳者也常用。无汗表实的用生麻黄去芍药，表虚有汗的用水炙麻黄，但咳喘不发热的用蜜炙麻黄，或并去桂、芍，表解但咳而不喘的并去麻、桂。

徐氏虚怀若谷，凡同道所长，竭诚请益。同时也汲取西医学知识，洋为中用。与西医名医常相切磋，故也较熟悉西医技术。例如在20世纪初他就将压舌板用酒精或煮沸消毒，对传染病患儿使用过的则随即焚毁。对小儿肺闭，常邀西医会诊。

4. 四诊合参，辨证严谨

徐氏常谓："儿科古称哑科，审证察色不可粗心大意。"临诊详问病史，细察神态，认真切脉，对病儿异常啼哭能略断其证候。因小儿不能与医生合作，坐在诊察椅上难以精确诊断，他在诊病过程中，总是弃座站立，常长时间站立诊病治病，即使暮年也是如此，其子弟们均是站立诊病。徐氏临证一丝不苟，对每一病儿的口腔都仔细检查，毫不遗漏，绝不因业务繁忙而求快。

徐氏对中医四诊望闻问切均有独到之处。如望诊方面，临诊时不仅观察舌苔，且极注意唇舌的润燥，必结合其他证候来辨别其寒热之真假。对咽喉、齿龈等，也都仔细检查不遗漏。早在20世纪初，他即凭口腔内诊作为麻疹早期诊断的依据。在其医案中常有"疹子未现""疹子将布"等肯定性的记载。

在闻诊方面，他善于识别啼声的扬抑、咳声的清浊。如乳中毒在临床上易与慢脾证相混淆，他指出本病虽也有上述诸多类似慢脾之证，但无瞳散、项强现象，而且啼声不扬。还在就诊时常检测乳母的膝反射等以协助诊断。他尤擅于辨识白喉患儿呼吸时特殊的嘶吼声，能在诸多候诊者中及时听声辨识，提前诊治，以免延误病情及传染给其他病儿。他认为问诊务必切中肯綮。小儿不能自述病情，必须详询家长或陪同者。如咳久者，必问咳时是否连声不断、面红泪出、咳尾有特殊的吼声等顿咳的特征。他极重视切脉，主张辨证识病必须脉证相参，反对“小儿气血未充，脉无可诊”之说。强调尽可能在小儿安定状态下切脉，以免引起病儿惊恐、啼哭，扰乱气息，影响脉诊的精确性。在他的脉案中不仅列有脉象，并据此探讨病机，立法用药，判断预后。如见脉软，多为气阳不足，处方中每加用温阳之品。脉呈弦象，多属肝旺风动，或是将发惊风之兆。

5. 勇创新方，用药果敢

徐氏勇于创立新方新法，医案中经验方比比皆是。徐仲才等将其归纳为连附龙磁汤、六味小青龙汤、麻疹熏洗方、金不换口疮散等新验方。如20世纪30年代初，上海夏季流行小儿高热病（后称暑热证），施治一时难以见效，遂配制“温下清上汤方”灵活治疗，获得较好疗效。常配伍中成药，辅治危急难症。如配用“玉枢”“苏合香”“黑锡”“紫雪”等。临诊也常酌情选用“黛蛤”“珠黄”“半硫”“缩泉”等中成药。他还在内服的同时辅以外治法。如对于疹出不畅或隐而不透的麻疹患儿，同时给予自拟上述辛散透疹的“麻疹熏洗方”。对于麻疹疹邪内陷肺胃导致牙疮腐烂者，选用砒枣散或以自拟“金不换口疮散”外搽，清热解毒止痛。

再如小儿腹痛时吸取了民间单方的经验，自拟香附研末和盐炒热后熨之。他认为药食两用之品，尤适宜小儿日常服用，治乳中毒者每予自拟的培元益气散（肉桂、细糠），且嘱患儿和乳母同时服用，立竿见效。在治疗暑热证时，他每嘱患儿以蚕茧、红枣煎汤代茶，以助中气，治渴溺；无汗则加淡豆豉同煎。

徐氏处方精简，用药配伍，丝丝入扣；剂量轻重，恰到好处。在辨证精细，审证明确的前提下，用药果敢及时，屡用附子等峻剂力挽沉疴，而无拖泥带水、优柔寡断之意。经统计，其医案处方主要用药为：①在使用姜桂附时，多配伍性味辛温、甘温、苦温、甘平药物；②使用附子常与磁石、龙齿、牡蛎等潜镇药或酸枣仁、茯神等安神药配伍，其中与磁石、龙齿的配伍最多；③磁石为使用频数最高的药物，其次为附子、生龙齿；④常用益智仁、补骨脂之类温肾扶阳药；⑤常用健脾化湿药为姜半夏、橘皮、厚朴、茯苓、炒白术、仙半夏。他主张温热药用量宜适度，过犹不及。一般小儿用量附子、桂枝多在 9g 以下，肉桂、干姜、细辛 3g 以下。

徐氏用附子的指征是：精神萎靡，面色㿠白，四肢末端不温，脉息细而软弱，或大便见溏泻、小便清等，只需抓住其一二主症，即可放手应用。特别出现小便清长者，常重用附子，如小便少者，则改用肉桂。神疲、色白、肢清、脉软、舌润、小便清长、大便溏泄不化，但见一二症，便放手应用。常谓："宁曲突徙薪，勿焦头烂额。"他临床应用附子的范围较广，常令人惊叹咋舌而又值得反复揣摩。如治丹痧、湿温等热病身热肢冷，温清并用；暑热渴饮溺长，温清潜涩兼施；噤口痢虽涕泪俱无，口渴引饮，亦毋需专事养阴而以附子建功；盗汗、不寐气阴两虚，寓温阳于育阴中；走马牙疳腐烂出血，口气秽恶，并兼小便清长，乃胃火炽盛而肾阳不足，寒药中加一味附子一剂即效。

他对麻黄的应用尤多，凡有肺经见证者多用之。认为麻黄作用在于开肺气之闭郁，故喘咳之属实者，佐杏仁以化痰，虽无表证，均可用之；反之，表实无汗而无喘咳者，却并不采用麻黄，因麻黄之发汗解表，需赖桂枝之行血和营，若徒恃麻黄之发汗解表则无益也。以小青龙汤为例，外感风寒、内夹水气者固必用，虽无表证而见喘咳者亦常用，随证加减，尤为灵活。如无汗表实者，用生麻黄去芍药，表虚有汗者用水炙麻黄，但喘咳不发热者用蜜炙麻黄，并去桂枝、芍药；表解但咳不喘者并去麻黄、桂枝。治咳嗽时用五味子，取其五味俱备，非只酸收纳气而已。新咳、暴咳喜用干姜散寒，不宜见咳治咳；久咳不止，则重用五味子；若咳不畅快者，乃邪恋肺经，五味子则在禁用之列。痰多加白芥子；顽痰喘咳，历久不化者加竹节、白附。徐氏擅用小青龙汤、麻杏石甘汤加减，以麻黄宣肺为主治疗小儿肺炎，其效卓著。由于徐氏临证善用麻黄取效，其经验为诸多论著肯定引用，也广为同道效仿，故有“徐麻黄”之称。

徐氏对桂枝的应用，解肌透表必加生姜，有汗发热均伍芍药，无汗表实伍麻黄，项强伍葛根，太少合病用柴胡，清心泻火合黄连，烦渴除热加石膏，肺热、肠热合黄芩，里实腹痛合大黄，与附同用以温阳，与参、芪同用以益气，与甘、枣同用以补心脾，与饴糖同用以建中，与苓、术同用以利水，与五味子同用以纳气，与龙骨、牡蛎同用以潜阳镇惊。且常喜与磁石共投，加强其潜阳宁心的协同作用。他还常使用羌活与桂枝合伍，对风寒入络，头身体痛之寒痹证，效果卓著。

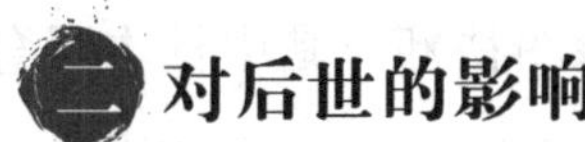

二 对后世的影响

徐小圃虽无专著传世，但其医术精湛，学术思想颇具创见，其医术特色和丰富的临床经验使诸多医家折服，对儿科学术的发展，做出了卓越的贡献。徐氏在世时，不少医家悉心收集他的医案，以资借鉴与研讨。以下选取几位名医以阐述之。

江西名医杨志一，20 世纪 30 年代客居上海时，其子患湿温重症，经徐氏用附子治愈。杨氏受此启示，在临床上亦用附子等温药迭起湿温重证。

徐仲才是徐小圃先生哲嗣，祝味菊先生高足，擅长治疗内、儿科疾病。徐氏对附子的应用得自家传和师授，并加以阐发。如他以附子治疗一些急性传染病合并心衰与清热药同用，就是对其父经验的继承。脱水见明显阴虚征象，他认为阳亦随之而虚，用附子理中才是治本之策。徐仲才曾说：“我应用附子时不一定要肾阳虚等诸证悉备。对于典型的阳虚病人，当用附子者，自必用之；对附子可用可不用的，只要无特别禁忌证，我认为也可用；若确属附子禁忌证范围的，则不宜用。”可见其对附子一药的喜爱和应用之广。

章次公也受徐氏影响，章氏医案中也有用温潜法而获效的。如治唐幼，受惊，入寐惊惕，因汗多而小溲少，手足不温，就予温潜法。并在案语中明确说明“此徐小圃先生法也”。

三 现代应用

江育仁在临证中，对某些麻疹肺炎兼金黄色葡萄球菌感染者，宗徐小圃使用温阳药和清温并用之法，加重生大黄之量，常取得比较满意的效果。

汪受传运用温振心阳、温运脾阳等温阳法治疗小儿疾患，取得较好疗效。但凡温热病中之心阳虚衰变证，决不可待阳气虚衰之证毕现方才抢救，又不可无视正邪关系，拘于热病唯用寒药，以防寒凉伤阳。此时唯有早施温里回阳，方可挽回生机，然后徐图祛邪。其中标本缓急，不可不察。温振心阳，常用白通汤加味。如曾治麻疹肺炎心阳虚衰案获效。又如温运脾阳：汪氏认为当今小儿，嗜食寒凉生冷食物者多，滥用中西苦寒药物者众，每每克伐脾阳，使脾升胃降功能失职，酿生诸疾。脾阳不振证候：面色萎黄无华、脘腹疼痛、喜热喜按、食欲不振、倦怠无力、手足不温、大便稀溏、舌淡、苔薄白、脉沉细或细弱等。泄泻脾阳虚证多见于久病体弱、久泻小儿，主症为大便稀溏，食谷不化，时泻时止或久泻不止，寐时露睛，小便清，舌质淡，苔薄白。临证时只要病程迁延，热象已解、虚象显现，在健脾之中就可增入温阳之品。因证虽脾虚，实为阳失鼓舞，当予温运脾阳，必要时尚需参以温补命火之品，以釜底增薪。常用药如炮姜、肉豆蔻、砂仁、煨益智仁、太子参、煨诃子、附片等。

徐氏辨证严谨，用药果敢，强调温清并用，尤重温阳扶正，推崇扶阳抑阴，里证重用姜、附，外证广用麻、桂，特色鲜明，挽治沉疴，乃近代儿科温阳学派的杰出代表，其善用辛温药物的临床经验和重阳的学术思想，对徐氏儿科的发扬光大及其他海派学术的发展也产生了深远的影响。

（任　昱）

参考文献

[1] 陆鸿元，邓嘉成．儿科名家徐小圃学术经验集（申江医萃）[M]. 上海：上海中医学院出版社，1993.

[2] 陆鸿元，徐蓉娟．徐小圃医案医论集（名医遗珍丛书）[M]. 北京：中国中医药出版社，2010.

[3] 陆鸿元，徐蓉娟，郭天玲．徐小圃徐仲才临证用药心得十讲（名老中医临床用药心得丛书）[M]. 北京：中国医药科技出版社，2013.

[4] 徐蓉娟，葛芳芳，姜宏军．徐小圃、徐仲才应用附子的临证经验 [J]. 上海中医药杂志，2012，46（3）：62-63.

[5] 汪受传．儿科温阳学派的起源与现代应用 [J]. 中医儿科杂志，2008，4（2）：10-16.

王伯岳

王伯岳，1912年生于成都，原籍四川中江县，祖辈迁居成都，三代世医，以儿科著称。自1955年随父王朴诚，由成都调到北京中国中医研究院工作。历任中国中医研究院学部委员，儿科研究室主任、研究员，首届儿科研究生导师，卫生部药典委员会委员，中华全国中医学会儿科专业委员会首届主任委员，中国农工民主党中央委员，全国六届政协委员。主编人民卫生出版社《中医儿科学》大型儿科临床参考书，代表作有《中医儿科临床浅解》等。1987年6月28日病逝于北京，终年75岁。其生平事迹、学术特长主要搜集在张士卿教授主编的《中国百年百名中医临床家丛书·王伯岳》一书中。

1978年9月，我作为中国历史上首届中医儿科研究生（一组4人），拜读于王老门下，亲临教诲，在恩师身边生活学习两年余，颇得其传。回浙江工作后，往来不断，书信频传，情谊益深，历七载。为纪念恩师诞生100周年，继承发扬名家名术，特撰此文，与儿科同仁共磋共勉。

一、出口成章，落笔成文

王老知识渊博，不但精于医道，而且旁通文史。谈医论药、说古道今、赋诗填词样样精辟，对中国古代优秀文化的鉴赏评价常语惊四座，称得上是当今儿科界难与伦比的长者。先师的成长成材与家庭的熏陶和名师的指点是分不开的！

王老6岁时在四川高等师范学校（四川大学前身）刘洙源先生处读私塾，攻习文史，奠定了良好的古文基础。16岁时到成都两益合药店当学徒，三年出师后又拜成都名医廖蓂阶先生为师，尽得廖传。此间其父已是成都名医，诊务繁忙。上午随父侍诊，得承家教，下午听廖先生讲课，答疑解惑。如此家传师授，耳濡目染，先药后医，终于造就一代名医名师。

我伴师左右期间，但听王老语言激昂，谈吐高雅，满腹经纶；读其文时，文笔畅达，一泻千里，妙不胜收。交给出版社的书稿，责任编辑连标点符号一字不改，原文照登。近日翻阅王老给我的书信，深感封封抵万金。他以广阔的胸怀，高尚的情操，勉励后学。谆谆教导之心，溢于言表。真可谓“铁肩担道义，辣手写文章”。

二 治学有道，带教有方

王老常以“开门问疾苦，闭户阅沧桑”自勉。他勤于实践，敢于探索，是一个做学问的大家。王老读书相当认真，家中藏书颇丰，多为线装书，又多孤本善本，多系祖上所传。书中除断句标点以外还多眉批旁注，常把该书的版本目录评论一番，也有把如何购得此书记述一番。爱不释手的书每每日夜诵读。常教诲我们要读万卷书，行万里路，以造就“博学、审问、慎思、明辨、笃行”治学之道。

中医中药是不可分割的整体，学医必须懂药。王老在两益合中药店当徒工时，在刘让庭药师的指点下，孜孜不倦地勤求师训。“驽马十驾，功在不舍”，“三更灯火五更鸡”，“一窗明月半床书”是王老这个时期求知的写照。就是到了晚年，王老每到一处，书店必去。买书是为了读书，仍然那样留神中医药，精究方术，并不断地反省自己：常说“行年五十，方知四十九年之非”，“前事不忘，后事之师”。所以到了晚年仍然宝刀不老，壮志不已。

在当时的历史条件下，社会环境中造就的一代名医面临后继乏人、后继乏术的状况，如何培养后秀，使他们继往开来，为此王老颇费心思。

在我国中医研究生培养的起始阶段，导师缺乏带教传承经验，又无处借鉴。王老却胸有成竹地带起我们师兄弟四人，率先在中医研究院示范，特别是在临床医疗的带教方法方面别树一帜。凡是请王老看病的患儿让我们几位学生先看，将门诊病历写好，开出处方，然后再由王老重新诊治。王老看过学生的书写病历后进行修改，并做解释。内容包括四诊是否齐全确切，理法方药是否妥帖等。然后亲自为病孩处方，交由学生誊写，经王老签字后交家长。这种带教方法，使我们几位学生领悟到导师的真知灼见与自己的不当或谬误之处，不失为传授学术思想与临床经验的最佳带教方案。既能使病家满意，又能使学生有学习锻炼的机会，还可从中继承导师的学术专长。

有一次，北京中医学会儿科分会刘韵远主任请王老前往儿科提高班讲课。王老一方面因为忙，无暇前去授课，另一方面又想给学生以锻炼机会，于是就把上课的任务交给我。我讲完后的教学效果迅速反馈到王老耳中。王老自信地说“强将手下无弱兵嘛！”，勉励我们把王氏儿科发扬光大。

三 对钱乙《小儿药证直诀》的研究

王老十分崇拜儿科宗师钱乙（仲阳），认为《小儿药证直诀》系儿科经典，其方可谓儿科之经方。家中藏有各种版本的《小儿药证直诀》，他用毕生的精力研究钱氏学术，多次想将该书重新校勘注释，并将研究心得一并付梓。由于忙于诊务，未遂心愿。当我随其左右时，便布置我一个课题，即《小儿药证直诀》校注，钱乙学术思想研究等，并对此一一做出指导。当时我的训诂、版本、目录学知识匮乏，几次拾起该书又几次放下，不得要领，不明其理。在王老指导下，先读后校、先注后释，按证类归，渐有所悟，后又参阅各家，豁然开朗，方知钱乙学术之全豹非浅尝可得，其中奥妙有不在书中者，需前后互参，左右相顾，方能洞察。因此按证类编，广注其义，参以己得，补以师授，三易寒暑，撰就《小儿药证直诀类证释义》一书。王老审阅后，做出多次修改，三易其稿而后定。1984年初，由贵州人民出版社正式出版。我从此奠定了中医儿科学的基础，并为日后研究儿科各家学说创造了条件。

王老对钱乙“肝为相火，有泻无补，肾为真水，有补无泻”的认识尤为精辟。认为这是钱乙对中医学术的重大贡献。此论是后人从钱乙五脏补泻方中悟出的。心、脾、肺三脏有补有泻，肝则单用泻青丸泻肝，未出补肝之方，肾则单用地黄丸补肾，未出泻肾之方。需补肝时，可用地黄丸补肾柔肝、滋水涵木。需泻肾时可用泻青丸泻肝。这就是后世乙癸同源、肝肾同治的先河。

此外，钱乙以早晨、日中、日晚、夜间发搐，分为肝、心、肺、肾四脏，我注释时久思不得其解。王老认为钱氏把一日分为四时，分主以四脏：寅卯辰是木气之旺时，肝属木，故主肝病；巳午未是心火之旺时，心属火，故主心病；申酉戌是金气之旺时，肺属金，故主肺病；亥子丑是水气之旺时，肾属水，故主肾病。脏气主时不同，疾病所表现的时间也不同。钱氏从发搐的时间以及所主的证候来推断与发搐相关的脏气，这与《素问》中《四气调神大论》《六微旨大论》《金匮真言论》等把人的一生分为生、长、壮、老、已，把一年分为生、长、化、收、藏，把一日分为鸡鸣、平旦、日中、合夜，以及“肝主春生，心主夏长，肺主秋收，肾主冬藏，脾旺于四季”的论述是一脉相承的。

肝气旺的惊风，是肝木之气亢盛。肝木之所以亢盛，往往是由肾水亏损不足以养肝木所致。故钱氏用地黄丸补肾水以养肝，有时用泻青丸以制肝木亢盛之邪。心气旺的惊风，是心火之气上炎，心火之所以上炎，往往是由于肝血之虚损，不足以上济心火所致，故用地黄丸补肝血以济心，同时用导赤散引心火上炎之邪以下趋，更用凉惊丸以折其风火相煽之势。肺气标旺而本虚的惊风，是燥金之气不及，燥气之所以不及，往往是由于脾气不能散精微以上归于肺，故用益黄散补脾以滋肺之化源，同时用泻青丸以制肝，使勿克脾，更用导赤散使心火下行，不得克肺之阴，以复肺气的清肃。肾气标旺而本虚的惊风，如果是脾虚以致水湿泛滥者，当用益黄散补脾以运水，同时用导赤散下降心火，并使水邪外泻。如水溢于下，而风火炽于上者，还得用凉惊丸以泻心宁风。于此可知，钱氏以四时分析惊搐的思想，是从脏腑间生克制化关系来发挥的，也就是从脏腑之间的整体观来阐述的。王老的这番指导使该书注释最后得以定稿。

四 医话积滞

王老认为小儿积滞，主要是因脾不健运，宿食不消，所以补脾调胃是治疗积滞的一般原则。脾为湿土，喜燥恶湿，其性喜温，故宜以甘润养之，苦辛燥之，尤宜用甘淡养脾之法健运中州，但不能一概而论。因积滞一症，最易虚实互见，既不能因其不思饮食而重用克食下积之药，又不能因其稍见消瘦而重用辛燥温补之剂，任何大攻大补，对于小儿脾胃不但无益，反而有损，故须慎重选择。若过用克伐，则胃中生发之气更易受损。《幼科证治准绳》认为治积滞，如三棱、莪术、牵牛子、大黄、巴豆等药，应当特别审慎，不要轻易用之，免使脾气一伤于食，再伤于药。主张克食之药不可多用，下积之药尤不可不审其证之可下与不可下而遽投。所以历代儿科学家，主张补养脾气以治其本，清热消积以治其标，权衡轻重，标本兼治。若体弱而病重者，则治本之剂多于治标之药。

由于小儿肝常有余，脾常不足，肝旺则脾弱，抑肝则脾和。心为脾之母，心气不足则脾损，宁心可益脾。所以调治脾胃，还须兼察心肝两脏的虚实。

对于乳食积滞，可用保和丸、香橘丸。最常用的消导药物如神曲、麦芽、山楂，对于一般之伤乳者效果较好，但应有所区别：哺乳婴儿奶积用焦山楂、砂仁；经常食面食的小儿食积用神曲、麦芽；常食大米的小儿食积用神曲、谷芽（稻芽）；因多食生冷瓜果引起的积滞用焦山楂、鸡内金；因多食牛羊肉引起的积滞也可用草果仁、焦山楂。用于消食导滞的药物，用时均宜炒过。

对于脾胃不和的积滞，可以用平胃散燥湿健脾；炒三仙（炒山楂、炒麦芽、炒神曲）导滞消积；枳术丸去湿补脾，并加藿香以化浊。对于脾胃虚弱的积滞可用参苓白术散加减（党参、白术、茯苓、山药、莲子肉、扁豆、陈皮、神曲、鸡内金、甘草）。对于积滞引起的潮热可用七味白术散加味（白术、党参、云苓、藿香、葛根、木香、甘草、青蒿、鳖甲、生谷芽、地骨皮）；若兼有外邪，热久不退，汗多而渴，病在膜原者，以达原饮加味（厚朴、槟榔、草果仁、黄芩、知母、生白芍、甘草、青蒿、地骨皮、银柴胡）。小儿积滞潮热，兼见郁闷烦躁，使用菊花、桑叶、栀子、丹皮、夏枯草等疏散肝火之品，或用《幼科证治准绳》柴胡清肝散加减（柴胡、黄芩、当归、生地黄、丹皮、川芎、山栀、升麻、白术、茯苓、生甘草）。此方对于久病伤阴，虚烦潮热，具有一定的疗效。

由于积滞可以引起痰湿，痰湿阻滞可能出现短气乏力，自汗或热呕吐苦，痰气上逆，虚烦惊悸不眠等心胆虚怯的证候，也适用《千金要方》温胆汤（半夏、竹茹、枳实、橘皮、甘草、生姜），痰去胆和则肝脾自安，烦热亦除。所以用温胆汤治痰湿阻滞、虚烦潮热的小儿积滞，也能收到一定的效果。

此外，小儿积滞，可能伤阴，而出现夜热早凉等阴虚现象，可仿《温病条辨》青蒿鳖甲汤（青蒿、鳖甲、细生地黄、知母、丹皮）之意，滋阴退热。但积滞未消，单独养阴，既不能退热，反呆胃气，故生地黄不宜用，但取青蒿泻热，治虚烦而不犯胃气，鳖甲补阴消积，知母、丹皮清散伏热即可。

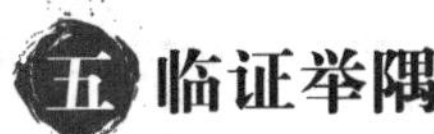

五 临证举隅

1. 急性支气管炎案

李某，男，2岁，1980年5月19日诊。

咳嗽迁延不已，喉间有痰声，纳少，有时呃逆，大便夹有不消化食物残渣，尿赤，夜寐不安，头部易汗，脉细数，舌红苔白。

王老按：外感风邪，内伤饮食，故见上述诸症，继以清肺和胃为治。呃逆为胃热所致。胃为燥土，喜润而恶燥，故宜养胃阴，用天花粉、石斛之类而不宜用半夏。

杏仁 6g，连翘 9g，焦三仙 9g，川石斛 6g，大腹皮 6g，桔梗 6g，莱菔子 6g，知母 6g，天花粉 6g，柿蒂 3g，枇杷叶 9g，生甘草 3g 。

相某，男，4 个月，1980 年 6 月 23 日诊。

咳喘反复不已数月余。新生儿期护理不当，常因毛细支气管炎而住院。最近又有咳嗽，喉中有痰声，有时气急，多汗，脉浮数，舌红、苔薄白，指纹正常，听诊两肺呼吸音粗。

王老按：风邪袭肺，咳嗽痰喘，易汗。诸症皆热而非寒闭。辛温峻剂之麻黄、辛燥之半夏皆不适宜，而热也不盛，石膏也所不宜。此类婴幼，皆应以清宣为主，尤其当此夏令，更应注意。

杏仁 6g，连翘 6g，荆芥穗 6g，桔梗 6g，白菊花 6g，莱菔子 6g，枇杷叶 6g，前胡 6g，薄荷 3g，甘草 3g。

王某，男，1 岁，1979 年 11 月 5 日诊。

咳嗽反复不愈已数月，近周来加重，傍晚咳尤甚，喉中有痰鸣声，2 周前曾高热，经治后热平而咳未愈，听诊两肺呼吸音粗，偶及少许干啰音，脉数，舌红，苔薄白。

王老按：秋末冬初，气候多变，小儿易伤风感冒。“治病必求其本”，“风”就是感冒之本。在治法上首先考虑到是疏风解表，然后是清热止咳。咽喉为肺之门户，风邪首先犯肺，咽部首当其冲，故小儿感冒咳嗽多兼见扁桃体炎。

杏仁 6g，紫菀 6g，前胡 6g，炙麻黄 3g，荆芥穗 6g，黄芩 6g，桔梗 6g，大青叶 6g，天花粉 6g，瓜蒌皮 6g，枇杷叶 9g，甘草 3g。

体会：小儿多见肺脾二经病症。常虚实夹杂，寒热错杂，变化多端，临证需明察秋毫。李案肺脾并治，清肃肺气，健运中州；相案婴儿素患咳喘，病重而药不宜重，“轻可去实”耳；王案咳嗽反复不已，喉中痰鸣，乃风邪未尽之故，先治其标，待咳喘愈后再固其正。王老认为小儿外感内伤之疾不宜峻攻蛮补，不宜大热大寒，应谨守病机，结合小儿生理病理特点，寒温并投，消补兼施，处方轻巧灵通，重在治病，谨施补益，病愈易趋康复。

2. 急性肾炎案

沈某，男，12 岁，1980 年 1 月 3 日初诊。

3 个月前因急性肾炎而往北医二院，当时尿蛋白（+），有少许红细胞及颗粒管型，血压 180/120mmHg，全身浮肿，少腹部及外阴部均水肿，经治疗后症状体征基本消失而出院，在家中休养，病情尚稳定。11 月做爱迪氏计数，谓有大量红细胞。目前自觉疲乏，两腿无力，饮食一般，低盐膳食，尿常规基本正常。血压 124/68mmHg，脉浮数无力，苔薄白。

王老按：证如上述。诸风掉眩，皆属于肝，而肝木不养，原于肾水不足，诸症目前已见悉减，唯颜面青苍，血压偏高，应滋肾平肝为治。

生地黄 10g，茯苓 10g，泽泻 10g，女贞子 10g，怀山药 12g，丹皮 9g，菊花 10g，枸杞子 10g，旱莲草 10g，怀牛膝 9g，桑椹 10g，夏枯草 10g。

唐某，男，8 岁，1979 年 11 月 12 日初诊。

最近因扁桃体炎发热，发现颜面浮肿，面色较前苍白，不咳，两侧腰胁有时疼痛，纳食尚可，右侧扁桃体 I 度肿大，咽红。尿常规检查：蛋白（++），白细胞（1 ～ 2 个），红细胞（5 ～ 8），脉细数，苔薄白。

王老按：肾炎初起，风邪未尽，六味地黄可缓用。浮肿虽不严重，但湿热内蕴，则有反复加重之势，故应先以清利湿热，祛风解毒为治。

云茯苓10g，泽泻10g，板蓝根10g，木通6g，炙麻黄3g，薏苡仁10g，生石膏15g，桔梗9g，金银花10g，黄芩10g，滑石粉10g，生甘草3g。

薛某，男，12岁。

5月初因急性肾炎入院，住院21天后，尿常规正常出院。现一般情况好，饮食较差，夜寐不深，脉虚数，舌淡红，扁桃体Ⅱ度肿大。嘱无盐饮食，休学休息。

王老按：症见平复，继以前法为治，着重脾肾两经，佐以益气，以免血溢。

太子参10g，黄芪10g，炒白术10g，怀山药10g，生地黄10g，泽泻10g，茯苓10g，女贞子10g，山楂10g，丹皮10g，旱莲草10g，甘草3g。

张某，女，11岁。

近来无明显自觉症状，查尿蛋白时微时著，反复不已。今日尿常规：蛋白（+）、红细胞（1～3），舌苔正常，脉沉数。

王老按：症有轻解，仍以前法。唯夏季多湿热，清利之品不可少，以免因皮肤瘙痒而引起感染。

茯苓10g，泽泻10g，知母9g，炒黄柏9g，怀山药10g，丹皮10g，生地黄10g，女贞子10g，生黄芪10g，炒白术10g，连翘10g，赤小豆10g。

体会：以上四例均系急性肾炎，由于证候不同，治法方药有别。沈案以补肾平肝为主，唐案以治标利水为主，薛案以补益脾肾为主，张案标本兼顾，益肾利湿。病虽大同，证候不一，随证治之。

3. 肾病案

孟某，男，7岁。

患肾病综合征已数年余，激素已经服用5月余，饮食、睡眠、玩耍均趋正常，惟两侧扁桃体仍肿大，脉沉，舌红润。

王老按：扁桃体大，易感外邪而影响旧病复发。目前恢复期，自应治本，但应照顾到标。宣肺利咽不能放过。

生地黄 10g，泽泻 10g，女贞子 10g，丹皮 10g，怀山药 10g，茯苓 10g，炒知母 10g，黄柏 10g，板蓝根 10g，连翘 10g，锦灯笼 6g，藕节 10g。

6 月 2 日复诊时尿常规检查蛋白（++），白细胞（0 ～ 1），红细胞（10 ～ 20）。仍以标本兼治，以防其蔓延。

生地黄 10g，丹皮 10g，泽泻 10g，女贞子 10g，怀山药 10g，茯苓 10g，菊花 10g，杏仁泥 10g，旱莲草 10g，连翘 10g，芦根 10g，大青叶 10g。

6 月 23 日复诊时外感已愈，扁桃体肿大好转，饮食睡眠精神均佳，在积水潭医院尿常规检查为正常，今日西苑医院检查为：蛋白（+），偶见红、白细胞及管型。

王老按：可继以育阴滋肾，佐以清热为治，红细胞偶见，止血药可减剂，咽部余热，亦不必过用苦寒。

生地黄 10g，泽泻 9g，丹皮 9g，怀山药 10g，女贞子 10g，茯苓 10g，连翘 10g，大青叶 9g，生薏苡仁 10g，麦冬 9g，芦根 10g，地骨皮 10g。

体会：王老治肾病综合征时，往往标本兼顾，清肺益肾。清肺重在清咽散结、解毒消肿，益肾重在滋补肾阴、葆真泄浊，守方守法方能取效。

4. 血小板减少性紫癜案

张某，男，6 岁，1980 年 7 月 7 日初诊。

二个月前，因鼻衄大量而就医，后查出血小板在 2.5 万以下，皮肤出现紫癜，经激素治疗后症状控制。最近又因感冒兼咳嗽，咽不利，口苦，纳少，脉数，苔薄黄，扁桃体略大，下肢可见少许出血斑。

王老按：症如所述。系失血量多而湿热内滞，以致正虚邪实，宜以清化湿热，佐以育阴为治。

茯苓 10g，藿香 9g，佩兰 9g，连翘 10g，黄芩 9g，焦山楂 10g，白芍 10g，大青叶 10g，藕节 10g，地骨皮 10g，甘草 3g。

7月21日复诊时血小板计数为1. 1万，咽红，扁桃体略大，睡时易汗，咬牙，易腹痛，饮食欠佳，脉细数，苔白浊较厚。

王老按：血液不足，阴津受损，以致阳浮而阴弱，兼之易感风邪及胃气不和，乃虚实互见之证。目前血色素尚可而血小板过低，宜升阳育阴为治。

茯苓9g，升麻6g，柴胡6g，生白芍9g，制黄精9g，丹皮9g，泽泻6g，女贞子9g，炒神曲9g，藿香9g，甘草3g，地骨皮9g。

体会：此证王老按中医所见辨证论治，实验室指标仅供参考，或视而不顾，有是证即用是药，同样可以取效。

（俞景茂）

参考文献

[1] 王伯岳. 中医儿科临床浅解[M]. 北京：人民卫生出版社，1976.

[2] 俞景茂. 王伯岳儿科医话二则[J]. 北京中医，1984（1）：3.

[3] 张士卿. 中医百年百名中医临床家丛书·王伯岳[M]. 北京：中国中医药出版社，2009.

江育仁

江育仁（1916—2003），字骏声，男，江苏省常熟市人，当代著名中医儿科学家。17 岁时曾拜江苏名医李馨山为师，出师后在处理一般内科疾病中尚能应付，但遇到疑难杂症时，尤其是诊治变幻多端的小儿科疾病时，常胸无成竹，加之阅历不深，缺乏实际经验，因此曾多次发生医疗纠纷，在自愧见闻浅陋、恐贻误苍生的心情下，又毅然负笈于上海中国医学院再行深造。于 1938 年毕业于上海中国医学院，期间得到上海儿科名医徐小圃的教诲，跟师侍诊时间虽然不长，却深得老师学术思想和临床经验的真谛。1954 年参与创办江苏省中医院，1955 年参与创办江苏省中医进修学校（现南京中医药大学）。原南京中医药大学教授、主任医师、博士研究生导师、首批国家级名老中医学术继承人导师。曾先后担任江苏省中医药学会秘书长、副会长、名誉会长，中华中医药学会理事、儿科分会副会长、名誉会长，国务院学位委员会中医临床专家评议组成员，高等中医院校教材编审委员会委员，江苏省科学技术协会常委等职务。享受国务院特殊津贴。被英国剑桥国际传记中心列入 1992 年出版的第 16 版《世界名人录》。他创建的南京中医药大学中医儿科学学科，目前为教育部国家级重点学科和国家中医药管理局重点学科建设单位，在全国中医儿科学术界处于领军地位。

江育仁教授从事中医儿科临床、教学、科研工作近70年，学术成就卓著，他提出了许多创造性的学术观点，被中医儿科学术界奉为当代泰斗。早在20世纪50年代，他就对当时严重危害儿童健康的麻疹肺炎、流行性乙型脑炎等传染病做了深入的研究。他总结的591例麻疹肺炎分型证治经验，在卫生部召开的全国“麻肺”经验交流会上，被确定为制定麻疹肺炎辨证分型和疗效标准的主要参考依据，并发表在1965年的《中医杂志》上，作为中医诊断治疗麻疹合并肺炎的主要依据。他在系统临床观察的基础上，提出用“热、痰、风”理论辨证治疗流行性乙型脑炎，提高了临床疗效，此项成果被国家科委认定，1966年向全国推广。通过对533例小儿疳证和泄泻、厌食等脾胃病的临床观察，提出了“脾健不在补贵在运”的学术观点，引起国内同行的广泛重视和引用。他研究古今文献和临床情况，提出了小儿疳证新的分类诊疗标准，被国家中医药管理局发布的《中医病证诊断疗效标准》所采用。

江育仁教授是当代著名的中医教育家，全国第一位中医儿科学博士生导师。早在20世纪50年代，他就为全国培养了一大批中医儿科学科带头人和学术骨干，又培养过一批西医学习中医的高级人才。现代中医高等教育开办伊始，一无教师，二无教材，他组织编写了《中医儿科纲要》用于教学，并成为后来国家组织编写的一版、二版《中医儿科学》教材的基础，并且在80年代由他主编了五版《中医儿科学》教材。1979年，江育仁教授开始培养中医儿科硕士，1986年，以江育仁为导师的南京中医学院中医儿科学博士点获得国务院学位委员会批准，从此，中医儿科学科开始培养博士，培养出的博士、硕士中许多人已经成为全国中医儿科新一代的学科带头人。

江育仁教授热心学会工作，江苏省中医药学会成立初期，他就担任秘书长，为江苏省中医药学会工作的开展做出了很大的贡献。1983年，与中国中医研究院王伯岳研究员一道，创建中华中医药学会儿科专业委员会，并一直担任主要领导，每年都组织召开全国中医儿科学术会议，促进了儿科学术交流，推动了学术进步。先后发表了学术论文40余篇，出版《中医儿科诊疗学》《中医儿科诊疗手册》《中医儿科纲要》《中医儿科学》《实用中医儿科学》等著作20多部。

一 擅用温补扶正时时顾护阳气

明代刘凤在《幼幼新书·序》中说："宋以来吴之专家者，曰陈曰钱二氏，陈以热，钱以凉，故有火与水喻者。"可见儿科温、凉两大学派始于宋，陈文中与钱乙齐名，他们的学术观点对儿科学的形成和发展有着深刻的影响。江育仁教授早年师承上海近代儿科名医徐小圃，继承了始创于陈文中的儿科温补学派的精粹，临证时刻刻注意顾护阳气。江老认为：发热长期不退，多责之正不克邪。若见汗出较多而不温，有汗而热不解，伴面㿠白不华，精神委顿，食欲不振，大便不实，舌淡有津等症，则属卫失顾护，营阴外泄，虚阳浮越之营卫不和证，可取桂枝龙骨牡蛎汤护卫潜阳，调和营卫治之。在治疗小儿水肿时，只要阳热之象已解，便常选配温阳通利之品，偏肺脾者，取桂枝、防己、黄芪、姜皮之属；偏脾肾者，用干姜、附子、鹿茸、官桂之类，阳气通达，如离空当照，则水湿自去矣。小儿慢惊，常因禀赋薄弱，其肾阳素亏，火不暖土，脾阳亦虚，再加上疾病、饮食所伤，遽至阳衰阴盛，甚至纯阴无阳，土败木贼，虚风扰动。此时江老提倡温补，俾元阳振奋，阴霾自散，扶土即所以抑木，温阳则可以息风。对于暴泻久痢疾病及其他各类急慢性腹泻患者，又以乌梅、白芍、甘草等养胃救阴的同时，不忘以炮姜、煨益智仁、补骨脂、肉桂等温扶脾肾之阳。江老认为治麻疹顺证宜宣透、清解和养阴，逆证、坏证宜温阳安正达邪。当正邪交争之时，正胜则邪退毒泄，疹点按期出没；正虚则邪毒内陷，变证丛生。江老采用温阳安正达邪法治疗麻疹中的坏证和变证的应用指征有：疹出不畅，色泽浅淡，疹点稀疏，出而即没，热势不扬，倦怠少食，中寒泄泻，甚至面色青灰，四肢逆冷，脉微欲绝。当虽经微汗，疹点未见增多，以发热、咳嗽、气急、鼻扇等肺家痰热壅于上，伴面白、神倦、便稀、肢凉等脾肾阳气衰于下时，在宣肺开闭的同时，加以温阳益气之法，可使肺气宣达于上，气阳回复于下，从而使痧毒得以透泄。

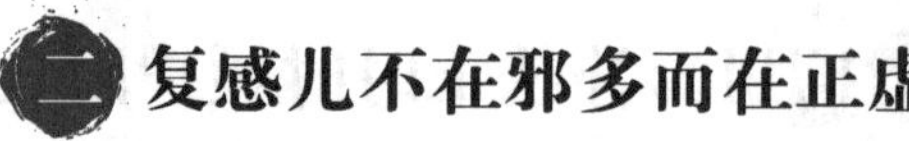

二 复感儿不在邪多而在正虚

小儿时期，体禀“稚阴稚阳”，脾胃之气不足，机体对外界气候环境的变化适应性差，故稍受寒凉或遇气候骤变时，易罹致外感。江育仁教授带领研究生调查了城乡714例学龄前期儿童，并在临床系统观察了131例呼吸道复感儿，总结出呼吸道复感儿临床表现有反复外感、病程迁延、多汗自汗、不耐风寒、纳呆食少等特点。审其病机，实属营虚卫弱、营卫失和所致。卫气虚则卫外不固，易为外邪所侵；营气虚则津失内守，故常汗出溱溱，久则真气内耗，正不敌邪，所以常易反复感染。此类患儿的发病机理，其关键“不在邪多，而在正虚”。“阴平阳秘，精神乃治”，“正气存内，邪不可干”，正气旺盛，营血充足，卫外密固，阴阳平衡，病邪才难以侵入，疾病无从发生，其中营卫和调，不失其常，在防病方面起着重要作用。江育仁教授指出营卫调和是呼吸道复感儿防病健体的前提，并选用了桂枝加龙骨牡蛎汤并加黄芪为主方，使营卫调和，肌腠固密，从而减少和预防外感。桂枝汤本为治疗太阳中风表虚证的主方，《金匮要略心典》云：桂枝汤，外证得之，能解肌去邪气；内证得之，能补虚调阴阳。柯琴曾有：愚常以此汤治自汗、盗汗、虚证……随手而愈之说。盖桂枝辛温，甘草甘温，二药相合，有辛甘化阳之功，以鼓舞卫阳；白芍味酸，与甘草合则酸甘化阴，可助营阴之不足，且具有护阴敛汗，内和营气，并制桂枝之偏温；姜枣为伍，内可调脾胃，外可和营卫。龙骨、牡蛎同具潜阳护阴之功用。黄芪益气固表，合桂枝则祛邪不伤卫，和卫不碍撤邪，故凡临证出现营卫不谐者，皆属本方适应范畴。江老又将本方制成防感合剂（后改防感口服液），对131例学龄前期呼吸道复感儿进行了防治观察，有效率为97.7%。

三 脾健不在补贵在运

江育仁教授总结数十年临床经验，认为小儿“脾常不足”的生理特点是导致容易发生脾胃病的主要原因，小儿脏腑娇嫩，不耐药物，偏补则壅碍气机，峻消则损伤脾胃，因此在具体使用药物时，应处处维护脾气。江老在宋代钱乙“脾主困”的学术思想基础上提出了“脾健不在补贵在运”的思想。运脾的作用在于解除脾困，舒展脾气，恢复脾运，达到脾升胃降，脾健胃纳，生化正常的目的。运脾法属于汗、吐、下、和、温、清、消、补八法中的和法。江育仁教授从小儿“稚阴稚阳”“易虚易实”“易寒易热”“脏气清灵随拨随应”的生理病理特点出发，对小儿脾（胃）病的治疗独取和法。他认为和法具有“补中寓消，消中有补，补不碍滞，消不伤正”的特点，用于小儿脾不运化、胃不受纳诸症最为合适。“运脾”一名，始见于张隐庵之《本草崇原》，书中云：“凡欲补脾，则用白术；凡欲运脾，则用苍术。”江老在运脾的治疗中，常喜用运脾升清的苍术，指出苍术味微苦，气味芳香而性温燥，功能芳香悦胃，醒脾助运，开郁宽中，疏化水湿，正合脾之习性。有人对苍术心存顾虑，认为辛味刚燥，久用有劫阴之弊。而江氏赞同叶天士之说：“脾为柔脏，惟刚药可宣阳泄浊。”通过临床观察数千病例，最长疗程1个月以上，并未发现因使用苍术而伤阴耗液者。可以看出：凡非阴伤液耗者，尽可放胆使用。他如燥湿运脾用佩兰、薏苡仁、藿香、白豆蔻、厚朴花、半夏等；理气运脾用陈皮、木香、香橼皮、枳壳、丁香等；运脾开胃用山楂、神曲、鸡内金、谷芽、麦芽、莱菔子等；温运脾阳用益智仁、砂仁、干姜、肉蔻、草蔻、附子等。结合临床检验和动物实验，运脾药物有增进消化酶分泌和肠道吸收，增强免疫功能，提高体内多种必需微量元素等药理作用。江老通过多年实践提出：疳证可划分为疳气、疳积、干疳三大类型。临床所见以疳气证居多，其病理关键为脾气已虚，运化功能失健，当治以和法为主。江老曾立成方两则用于疳气病证，一为和脾片，由白术、薏苡仁、陈皮、山药、神曲、茯苓、麦芽、泽泻、车前子组成；一为运脾剂，以苍术、焦山楂、陈皮、鸡内金组成。前方健脾化湿之力专；后方运脾醒胃之力强，两方各有侧重。江老通过对 300 例厌食患儿的病情证候进行分析，发现其中 60% 属于脾运失健证，提出当以健脾助运、恢复转运之机为治疗原则而予以调中消食、运脾开胃之法，方用苍术配佩兰、陈皮、鸡内金、焦山楂等药，并制成儿宝冲剂，其有效率为 91.5%。江老认为："脾失健运"为泄泻主要的病理变化，因而提出"运脾法"为治疗泄泻的主要法则。对于泄泻的用药，江老认为，散剂优于汤剂，汤剂量多，不易口服，且易引起呕吐或便次增多。而散剂用量小，且容易吸收，服用方便，见效亦较快。并创制出Ⅰ号止泻散、Ⅱ号止泻散、Ⅲ号止泻散为主治疗小儿泄泻。Ⅰ号止泻散组成为苍术炭、山楂炭，适用于小儿腹泻之早期。Ⅱ号止泻散为Ⅰ号止泻散的基础上加炮姜炭而成，适用于迁延性腹泻。Ⅲ号止泻散为葛根芩连汤加味制成。在临床实验研究中曾观察了 68 例病例，全部患儿以Ⅰ号止泻散为基本方，对脾虚泻用Ⅱ号止泻散以温运脾阳而治。属于湿热泻者治用Ⅰ号加Ⅲ号止泻散以清肠化湿，运脾止泻。结果治愈 60 例，好转 6 例，无效 2 例。江老认为小儿缺铁性贫血是因脾失健运，生化之源无力而致，提出了运脾为主兼以养血的治法，方用苍术 9 份，皂矾 1 份，研细和匀，每次 1 ～ 1.5g，1 日 3 次，饭后用大枣汤送服。其用于治疗缺铁性贫血 91 例，总有效率达 81.3%。

四 创立以"疳气""疳积""干疳"新分类

江老通过多年实践提出：疳证可划分为疳气、疳积、干疳三大类型。属病之初期者，为疳气；肚腹膨胀，形如橄榄者，谓疳积；形体消瘦，犹如皮包骨头者，为干疳。疳气证临床表现为形体消瘦，面色少华，纳谷呆钝，精神不振，性情烦急，大便或溏或秘，或夹有未消化物，舌苔薄白或微黄。本证脾气已虚，运化功能失健，若壅补则更碍气机；若过于消导又易损脾伤正，故治法以和为主。疳积症见形体消瘦，肚腹膨胀，青筋显露，面色萎黄，毛发稀黄结穗，烦躁性急，捋眉挖鼻，睡眠不宁，食少便多，水谷不化，或食欲不振，食后脘痞腹胀更甚。疳积为病之中期，具虚实夹杂的病理特征，治疗宜消中寓补，不伤正气。江老立疳积散方，由苍术、胡黄连、五谷虫、神曲、槟榔、麦芽、香附、肉果组成。干疳为疳之重症，症见极度消瘦，大肉俱脱，皮包骨头，貌如老人，毛发枯萎，口唇干燥，精神萎靡，啼哭无力，腹凹如舟，杳不思食，大便稀溏或秘结，时有低热，舌象多见质淡嫩或红、舌苔光。干疳为病之晚期，以正气虚衰为病理特征，治当以补为主，宜以益气养血之八珍汤方加减。疳证的病变以脾胃为主，其重症病例中常可兼见他经证候，称作兼证和并发症，辨证论治仍以疳气、疳积、干疳三证为主论治，结合有关脏腑经络兼而调治。

五 运用“热、痰、风”理论指导暑温的辨证论治

流行性乙型脑炎以发热、昏迷、抽风为三大主症，属于中医学“暑温”范畴。本病系感染暑温邪毒而发病。暑温邪毒，伤人最速。且常兼夹风邪、湿邪侵袭人体而发病。暑属阳热之邪，风为百病之长。热盛生风，炼液为痰，湿热蕴结亦能成痰；痰蕴生热，痰动生风；风盛动痰，故热、痰、风常相互转化，互为因果，贯穿于本病的全过程，在暑温的各个阶段都有所反映。应用清热、豁痰、息风作为治疗主法，可以适用于初热期、极期、恢复期、后遗症期的整个病程中，较之卫、气、营、血辨证治疗更具有针对性和全面指导意义。

1. 辨热

急性期和极期发热又分为温、热、火三证。即所谓“温为热之渐，热者温之甚，火乃热之极”。温证系指温邪未经化热、化火的早期症状，为病在

卫分。一般处理，宜用辛凉轻剂之桑菊饮和银翘散，夹湿者可加藿香、佩兰、蔻仁、砂仁。热证是温邪化热，病在气分。处理上以甘寒重剂，白虎汤为主。如出汗奇多，用人参白虎汤，苔白夹湿者用苍术白虎汤。火证为温盛化热、热盛化火所致，病在营分。江老认为，此时邪火充斥，热、痰、风肆虐，毒火已成燎原之势，一般的清热解毒、凉营息风等法等于“杯水车薪”，难济危急，此时治疗的关键是通腑泻火、引热下行，使邪有出路、从而下泻，所谓“扬汤止沸，莫若釜底抽薪”。临床常用龙胆泻肝汤合凉膈散加减治疗，龙胆草、生大黄、芒硝、甘草、石膏、知母、竹叶等，煎汤取液，频频鼻饲给药。恢复期和后遗症期发热分为营卫不和和阴虚发热两大类，分别用黄芪桂枝五物汤和青蒿鳖甲汤加减。

2. 辨痰

痰在乙型脑炎可表现为两种形式：有形之痰和无形之痰。有形之痰为痰鸣气急的痰阻肺闭证，方用礞石滚痰丸加减；无形之痰包括痰火内扰的狂躁证和痰蒙心窍的昏迷证。前者治以龙胆泻肝汤清肝泻火，后者治以苏合香丸豁痰开窍。

3. 辨风

风证分为外风和内风两大类，治疗上分祛风、息风和搜风三大法则。外风，治以祛风解肌，用新加香薷饮加葛根、僵蚕、钩藤、蝉蜕等。内风又分热极生风、虚风，对于热极生风，江老不主张使用犀、羚或安宫牛黄丸等贵重药品，用凉膈散合龙胆泻肝汤泻火息风；虚风内动，以定风珠、三甲复脉汤等滋水涵木，育阴息风。风邪入络多见于脑炎后遗症期，在搜络中之风的同时佐用通络、活血，药用全蝎、乌梢蛇、蜈蚣、僵蚕、红花等，由于虫类药的性能均有温燥辛窜，耗伤气血，损伤津液之弊，因此常佐以生地黄、当归等以养血润燥。

“上病下取”救治急重症

五六十年代，乙脑流行，江老将发病机制归纳为“热极生风，风动生痰，痰盛生惊”，提出其主要病理因素为“热、痰、风”，并指出乙脑急性期的治疗法则“疗惊必先豁痰，豁痰必先祛风，祛风必先解热”，以解热为第一要义。对于乙脑极期高热，江老选用凉膈散为治疗的主方，常用药物有大黄、芒硝、黄芩、山栀、薄荷等，其中大黄生用后下，药量加倍。对于痰壅肺实、里证偏重的肺炎重症，江老采用涤痰通下法，热痰用牛黄夺命散（《全幼心鉴》方），寒痰用苏葶大枣汤（《医宗金鉴》方）。此法泻肺、涤痰、通腑，乃“上病下取”“实则泻之”之意。在麻疹流行的年代里，麻疹并发肺炎发病急暴，病情凶险，死亡率高。江老通过临床 591 例麻疹合并肺炎病例治疗观察，总结出其辨证分型有肺闭型、火毒型、内闭型、闭脱型。肺与大肠相表里，泻利大肠，可疏肺气之壅塞，助肺气之宣肃。江老对于火毒型的治疗，采用“急下存阴”之法，投大剂凉膈散，并且增加服药次数，取得了明显效果。江老认为“上病下取”是危重症的急救方法之一，治当中病即止。

“回阳救逆”抢救危重症

小儿机体的生理是“肉脆、血少、气弱”，乃是历代儿科医家所公认的。江老认为：气属阳，血属阴，气弱即稚阳，血少即稚阴。因此，小儿的体质特点应是“稚阳稚阴”而非“阳常有余，阴常不足”的“纯阳之体”。江老认为，小儿所患热病最多，不在“体禀纯阳”的阳气有余，而在于“脏腑薄，藩篱疏，易传变；肌肤嫩，神气怯，易于感触”，发热多为正邪相争的病理反映，而非“阳常有余”所引起。正气盛者，化火伤阴，导致内闭者多；正气虚者，阳气暴越，则可产生外脱，而以年龄幼小者尤为明显。其寒热虚实

的变化远较成人迅速，是由于小儿脏腑娇嫩，神气怯弱，生理功能未臻成熟完善之故。儿科重危病例中常见的肺炎、肠炎、菌痢等，并发心力衰竭、呼吸衰竭和休克时，多属气阳虚衰证，宜采用回阳救逆。此外，为防阳气虚脱，在阳气衰微的早期即需急救回阳，而不必待脱象毕露，若见面色苍白、呼吸浅促、容易出汗、肢端欠温、精神淡漠、溲清便溏、脉细数无力，无论发热情况如何，皆属人体阳气不敌邪热之兆，但见一二症，不必悉具，即当果断地采用温阳扶正治法。江老在实践过程中对某些温病的变证和坏证运用温阳药物进行治疗时发现，阴与阳互根，阴之滋生，必赖阳气之煦化；阳可以统阴，而阴则不能统阳。

（李国芳）

参考文献

[1] 郁晓维，孙轶秋 . 江育仁儿科经验集 [M]. 上海：上海科学技术出版社，2004：1.

[2] 汪受传 . 江育仁教授的儿科学术思想简介 [J]. 中医药研究，1992，5：3-5.

[3] 郁晓维，王明明 . 江育仁教授治疗麻疹临证经验 [J]. 中华中医药杂志，2008，5，23（5）：407-409.

[4] 江育仁 . 防感口服液的临床作用及机理探讨 [J]. 中医杂志，1990，12：8-9.

[5] 陆力生 . 江育仁教授脾胃病治法举隅 [J]. 南京中医药大学学报，2003，19（3）：176-177.

名著必读

名著必读是选取历代医家对儿科的精辟论述与独到见解，这些经典奠定了中医儿科学的基本理论，传承着医家毕生的临床经验，是习中医儿科者必须熟读甚至背诵的原著原文，是学习、继承中医儿科的必由之路径，是至简至要的中医儿科各家学说。

为了便于归纳，将相关内容类聚，并以成书年代先后为序，突出儿科，注重原创首论，避免重复，尤重切合今用为要。

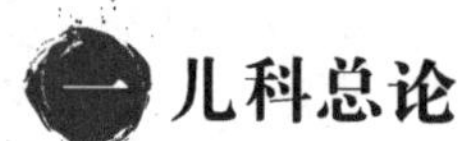

一 儿科总论

1.《备急千金要方·序例》论养小为大

论曰：夫生民之道，莫不以养小为大，若无于小，卒不成大。故《易》称积小以成大。《诗》有厥初生民，《传》曰声子生隐公，此之一义，即是从微至著，自少及长，人情共见，不待经史，故今斯方先妇人小儿，而后丈夫耆老者，则是崇本之义也。然小儿气势微弱，医士欲留心救疗，立功瘥难，今之学人，多不存意，良由婴儿在于襁褓之内，乳气腥臊，医者操行英雄，讵肯瞻视，静言思之，可为太息者矣。

2.《阎氏小儿方论》论儿科有五难

医之为艺诚难矣，而治小儿为尤难。自六岁以下，黄帝不载其说，始有《颅囟经》以占寿夭死生之候。则小儿之病，虽黄帝犹难之，其难一也；脉法虽曰，八至为和平，十至为有病，然小儿脉微难见，医为持脉又多惊啼而不得其审，其难二也；脉既难凭，必资外证，而其骨气未成，形声未正，悲啼喜笑变态不常，其难三也；问而知之，医之工也，而小儿多未能言，言亦未足取信，其难四也；脏腑柔弱，易虚易实，易寒易热，又所用多犀珠龙麝，医苟难辨，何以已疾，其难五也。

3.《四库全书目录提要》评《小儿药证直诀》

小儿经方，千古罕见，自乙始别为专门，而其书亦为幼科之鼻祖，后人得其绪论，往往有回生之功。如六味丸方，本后汉张机《金匮要略》所载崔氏八味丸方，乙以为小儿纯阳，无烦益火，除去肉桂、附子二味，以为幼科补剂，明薛己承用其方，遂为直补真阴之圣药。其斟酌通变，动契精微，亦可以概见矣。

4.钱乙后序《小儿斑疹备急方论》

余平生刻意方药，察脉按证虽有定法，而探源应变，自谓妙出意表。盖脉难以消息求，证不可言语取者，襁褓之婴，孩提之童尤甚焉。故专一为业，垂四十年，因缘遭遇，供奉禁掖，累有薄效，误被恩宠。然小儿之疾，阴阳痫为最大而医所覃思，经有备论。至于斑疹之候蔑然危恶，与惊搐伤寒二痫大同而用药甚异。投剂小差，悖谬难整，而医者恬不为虑。此得告归里中，广川及之出方一帙示予，予开卷而惊叹曰：是予平昔之所究心者，而子乃不言传而得之，予深嘉及之少年艺术之精而又惬素所愿以授人者，于是辄书卷尾焉。

5.《景岳全书》论儿科之易难

《景岳全书·小儿则·总论》小儿之病，古人谓之哑科，以其言语不能通，病情不易测。故曰：宁治十男子，莫治一妇人；宁治十妇人，莫治一小儿。此甚言小儿之难也。然以余较之，则三者之中，又为小儿为最易。何以见之？盖小儿之病，非外感风寒，则内伤饮食，以至惊风吐泻，及寒热疳痫之类，不过数种，且其脏气清灵，随拨随应，但能确得其本而撮取之，则一药可愈，非若男妇损伤，积痼痴顽者之比，余故谓其易也。第人谓其难，谓其难辨也；余谓其易，谓其易治也，设或辨之不真，则诚然难矣。然辨之之法，亦不过辨其表里寒热虚实，六者洞然，又何难治之有？故凡外感者，必有表证而无里证，如发热头痛、拘急无汗，或因风搐搦之类是也；内伤者，止有里证而无表证，如吐泻腹痛、胀满惊疳、积聚之类是也；热者必有热证，如热渴躁烦、秘结痈疡之类是也；寒者必有寒证，如清冷吐泻、无热无烦、恶心喜热者是也。凡此四者，即表里寒热之证，极易辨也。然于四者之中，尤惟虚实二字最为紧要。盖有形色之虚实，有声音之虚实，有脉息之虚实，如体质强盛与柔弱者有异也，形色红赤与青白者有异也，声音雄壮与短怯者有异也，脉息滑实与虚细者有异也；故必内察其脉候，外观其形气，中审其病情，参此数者而精察之，又何虚实之难辨哉。必其果有实邪，果有火证，则不得不为治标。然治标之法，宜精简轻锐，适当其可，及病则已，毫毋犯其正气，斯为高手。但见虚象，便不可妄行攻击，任意消耗。若见之不真，不可谓姑去其邪，谅亦无害，不知小儿以柔嫩之体，气血未坚，脏腑甚脆，略受伤残，萎谢极易，一剂之谬尚不能堪，而况其甚乎。矧以方生之气，不思培植而但知剥削，近则为目下之害，远则遗终身之羸，良可叹也！凡此者，实求本之道，诚幼科最要之肯綮，虽言之若无奇异，而何知者之茫然也。故余于篇端，首以为言。然非有冥冥之见者，固不足以语此，此其所以不易也。

《阴阳应象大论》曰：善诊者，察色按脉，先别阴阳。审清浊而知部分，视喘息，听声音而知所苦，观权衡规矩而知病所主。按此论虽通言诊法之要，然尤于小儿为最切也。

6.《保赤新书》将《小儿药证直诀》视为儿科经典

《颅囟经》失传之后，能略存古意者，当以《小儿药证直诀》一书为巨擘矣。古经方失传之后，一二存者，胥在《千金方》中，《颅囟经》失传之后，古意一二存者，胥在《药证直诀》中。

7.《温病条辨》论小儿

古称难治者，莫如小儿，名之曰哑科。以其疾痛烦苦，不能自达；且其脏腑薄，藩篱疏，易于传变；肌肤嫩，神气怯，易于感触；其用药也，稍呆则滞，稍重则伤，稍不对证，则莫知其乡，捉风捕影，转救转剧，转去转远；惟较之成人，无七情六欲之伤，外不过六淫，内不过饮食胎毒而已。然不精于方脉妇科，透彻生化之源者，断不能作儿科也。(《温病条辨·解儿难·儿科总论》)

古称小儿纯阳，此丹灶家言，谓其未曾破身耳，非盛阳之谓。小儿稚阳未充，稚阴未长者也。(《温病条辨·解儿难·俗传儿科为纯阳辨》)

世人以小儿为纯阳也，故重用苦寒。夫苦寒药，儿科之大禁也。丹溪谓产妇用白芍，伐生生之气，不知儿科用苦寒，最伐生生之气也。

小儿之火，惟壮火可减；若少火则所赖以生者，何可恣用苦寒以清之哉！故存阴退热为第一妙法，存阴退热，莫过六味之酸甘化阴也。惟湿温门中，与辛淡合用，燥火则不可也。余前序温热，虽在大人，凡用苦寒，必多用甘寒监之，惟酒客不禁。(《温病条辨·解儿难·儿科用药论》)

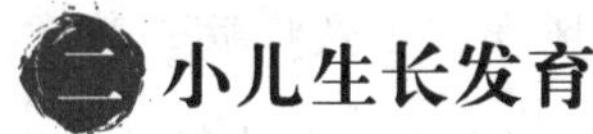

二 小儿生长发育

1.《内经》论小儿生长发育

《灵枢·天年》 人生十岁，五脏始定，血气已通，其气在下，故好走。二十岁，血气始盛，肌肉方长，故好趋。三十岁，五脏大定，肌肉坚固，血脉盛满，故好步。四十岁，五脏六腑十二经脉，皆大盛以平定，腠理始疏，荣华颓落，发颇斑白，平盛不摇，故好坐。

《素问·上古天真论》 女子七岁，肾气盛，齿更发长；二七而天癸至，任脉通，太冲脉盛，月事以时下，故有子……丈夫八岁，肾气实，发长齿更；二八肾气盛，天癸至，精气溢写，阴阳和，故能有子。

2.《千金要方》论小儿生长发育过程

《备急千金要方·少小婴孺方》 凡生后六十日瞳子成，能咳笑应和人；

百日任脉成，能自反覆；百八十日尻骨成，能独坐；二百一十日掌骨成，能匍匐；三百日髌骨成，能独立。三百六十日膝骨成，能行。此是定法，若不能依期者，必有不平之处。

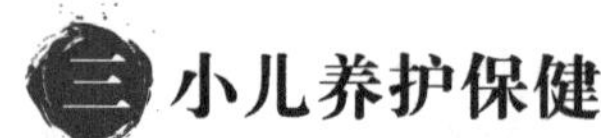

三 小儿养护保健

1.《诸病源候论》论小儿年龄分期及护养

《诸病源候论·小儿杂病诸候·养小儿候》经说：年六岁以上为小儿，十八以上为少年，二十以上为壮年，五十以上为老年也。其六岁已还者，经所不载，是以乳下婴儿病难治者，皆无所承按故也。中古有巫方，立小儿《颅囟经》，以占夭寿，判疾病死生，世所相传，有小儿方焉。逮乎晋宋，推诸苏家传袭有验，流于人间。小儿始生，肌肤未成，不可暖衣，暖衣则令筋骨缓弱。宜时见风日，若都不见风日，则令肌肤脆软，便易伤损。皆当以故絮着衣，莫用新绵也。天和暖无风之时，令母将抱日中嬉戏，数见风日，则血凝气刚，肌肉硬密，堪耐风寒，不致疾病。若常藏在帏帐之内，重衣温暖，譬如阴地之草木，不见风日，软脆不任风寒。又当薄衣，薄衣之法，当从秋习之，不可以春夏，卒减其衣，则令中风寒。从秋习之，以渐稍寒，如此则必耐寒。冬月但当着两薄襦，一复裳耳，非不忍见其寒，适当佳耳。爱而暖之，适所以害也。又当消息，无令汗出，汗出则致虚损，便受风寒。昼夜寤寐，皆当慎之。其饮乳食哺，不能无痰癖，常当节适乳哺。若微不进，仍当将护之。凡不能进乳哺，则宜下之，如此则终不致寒热也。又小儿始生，生气尚盛，无有虚劳微恶，则须下之，所损不足言，及其愈病则致深益。若不时下，则成大疾，疾成则难治矣。其冬月下之难将护，然有疾者，不可不下。夏月下之后，腹中常当小胀满，故当节哺乳。将护之数日间，又节哺之，当令多少有常剂。儿稍大，食哺亦当稍增。若减少者，此是腹中已有小不调也。便当微将药，勿复哺之，但当乳之。甚者十许日，轻者五六日，自当如常。

若都不肯食哺，而但饮乳者，此是有癖，为疾重，要当下之。不可不下，不下则致寒热，或吐而发痫，或致下利，此皆病重，不早下之所为也，则难治。先治其轻时，儿不耗损，而病速除矣。

2.《育婴家秘》论小儿胎养保真

《育婴家秘·十三科·胎养以保其真二》 自妊娠之后，则须行坐端严，性情和悦，常处静室，多听美言，令人讲读诗书，陈说礼乐，耳不闻非言，目不观恶事，如此则生男女福寿敦厚，忠孝贤明。不然则生男女多鄙贱不寿而愚顽，此所谓因外象而内感也。

天有五气，各有所凑，地有五味，各有所入。所凑有节适，所入有度量，凡所畏忌，悉当戒惧，慎物以为养者，理固然也。以致调喜怒，节嗜欲，作劳不妄，而气血从之，皆所以保摄妊娠，使诸邪不得干焉。苟为不然，方禀受之时，一失调养，则内不足以为守中，外不足以为强身，气形弗充，而疾病因之。

3.《育婴家秘》论蓐养防变

《育婴家秘·十三科·蓐养以防其变三》 小儿始生，肌肤未实，不可暖衣，暖甚则令肌肤缓弱，宜频见风日。若不见风日，则肌肤脆软，易得损伤。

小儿在腹中，赖血以养之，及其生也，赖乳以养之。乳，积血所化也。未及一岁之后，不可便以肉果啖之，胃薄脾脆，不能消化也。乳者，饮食之津液。其母亦当淡滋味，一切酒面肥甘之热物，瓜果生冷之寒物，皆当禁之。

儿在母腹之时，赖血以养。既生之后，饮食之乳，亦血之所化也。虽有谷肉，不可与之，以乱其肠胃中和之气。至于能食，犹当节之，不可纵其所好，以快其心。因而致病者多矣。

父母常将幼子怜，几因爱恤取愁烦，育婴家秘无多术，要受三分饥与寒。

4.《活幼心书》论小儿护养

《活幼心书·明本论·小儿常安四十三》 康节曰：与其病后求良药，不若病前能自防。然致疾之始，必有所因。大凡幼稚，要其常安，在乎谨寒暄，节饮食，夫复何虑。每见婴孩目有所睹，心有所欲，但不能言，惟啼泣而已。父母不察其详，便谓饥渴，遽哺之以乳食，强之以杂味，不亦多乎？有数岁者，娇惜太过，不问生冷，甘肥时果，听其贪食，岂能知足？爱之实以害之，遂伤脾胃，不吐则泻，或成疳积浮肿，传作异证，此则得于太饱之故。有遇清朝薄暮，偶见阴晦，便加以厚衣重衾，或近于红炉烈焰，又且拘之怀抱，惟恐受冷；及长成者，所爱亦复如是，遂致积温成热，热极生风，面赤唇红，惊掣烦躁，变证多出。此乃失于太暖之故。殊不知忍一分饥，胜服调脾之剂，耐一分寒，不须发表之功。余故曰：孩提之童，食不可过伤，衣不可太浓，此安乐法也。为父母者，切宜深省。

5.《医宗必读》论后天之本在脾

《医宗必读·肾为先天本脾为后天本论》 盖婴儿既生，一日不食则饥，七日不食则肠胃枯竭而死。经云：安谷者昌，绝谷则亡。胃气一绝，百药难施。一有此身，必资谷气，洒陈于六腑而气至，和调于五脏而血生，而人资之以为生者也，故曰：后天之本在脾。

四 儿科诊法

1.《小儿药证直诀》论小儿脉法

《小儿药证直诀·脉证治法·小儿脉法》 脉乱不治，气不和弦急，伤食沉缓，虚惊促急，风浮，冷沉细。

2.《幼幼集成》论小儿脉法

《幼幼集成·小儿脉法·四脉主病》 浮脉主表（病在外），沉脉主里（病在内）；迟脉主脏（病为寒），数脉主腑（病为热）。五至四至为迟、为寒、为不足（浮迟外寒，沉迟内寒，有力实寒，无力虚寒）；七至八至为数、为热、为太过（浮数表热，沉数里热，有力实热，无力虚热）。

主证：浮而有力风热，无力阴虚；沉而有力痰食，无力气滞；迟而有力为痛，无力虚寒；数而有力实热，无力疮疡。

3.《小儿药证直诀》论面部望诊

《小儿药证直诀·脉证治法·面上证》 左腮为肝，右腮为肺，额上为心，鼻为脾，颏为肾，赤者热也，随证治之。

《小儿药证直诀·脉证治法·目内症》 目内赤者心热，导赤散主之。淡红者心虚热，生犀散主之。青肝热、泻青丸主之，浅淡者补之。黄者脾热，泻黄散主之。无精光者肾虚，地黄丸主之。

4.《片玉心书》论面部望诊

《片玉心书·观形色总论》 凡看小儿疾病，先观形色，而切脉次之。盖面部气总见，而五位青色者，惊积不散，欲发风候；五位红色者，痰积壅盛，惊悸不宁；五位黄色者，食积癥伤，疳候痞癖；五位白色者，肺气不实，滑泄吐痢；五位黑色者，脏腑欲绝，为疾危恶。面青、眼青肝之病，面赤心之病，面白肺之病，面黄脾之病，面黑肾之病。先别其五脏，各有所主。次者，禀受盈亏，胎气虚实，阴阳二症，补过泄多，当救其失。兼五脏六腑，表里各有相应。若能辨其标本，则神圣工巧矣。

5.《幼科发挥》论小儿诊法

《幼科发挥·原病论》 夫小儿者，幼科也。初生曰婴儿，三岁曰小儿，十岁曰童子。儿有大小之不同，病有浅深之各异，观形察色之殊，望闻问切之间，若能详究于斯，可竭神圣工巧者矣。盖望者鉴貌辨其色也，假如面部左腮属肝，右腮属肺，额属心，鼻属脾，颧属肾。肝病则面青，肺病则面白，心病则面赤，脾病则面黄，肾病则面黑，是乃望而知之也。闻者听声知其证也。假如肝病则声悲，肺病则声促，心病则声雄，脾病则声缓，肾病则声沉，此属于脏。又大肠病则声长，小肠病则声短，胃病则声速，胆病则声清，膀胱病则声微，此属于腑，是乃闻而知之也。问者问病究其原也，假如好食酸则肝病，好食辛则肺病，好食苦则心病，好食甘则脾病，好食盐则肾病，好食热则内寒，好食冷则内热，是乃问而知之也。切者切脉察其病也，假如小儿三岁以下有病。须看男左女右手虎口三关，从第二指侧，第一节名风关，二节名气关，三节名命关。辨其纹色，紫者属热，红者属寒，青者惊风，白者疳病，黑者中恶，黄者脾之困也。实见红紫可治，黑色则危矣。

6.《育婴家秘》论小儿望诊

《育婴家秘·辨小儿形色》 小儿有病观形色，青主惊风红主热，黄为伤食白主疳，若中恶时其面黑。肝主风，其色青。心主热，其色红。脾主谷，其色黄。白者，气血不荣于面也，故主疳。黑者，凶色也，故主中恶。气色须看何部中，心主正额火光红，左颊木肝右金肺，颏为肾部鼻脾宫。此以五形分部位也。肝属木，东方，故于左颊候之。肺属金，西方，故于右颊候之。心属火，南方，故于额上天庭候之。肾属水，北方，故于颏下地阁候之。脾属土，中央，故于鼻准候也。肝病须观眼目中，脾唇心舌自相通，肺有病时常在鼻，肾居耳内认其宗。

7.《婴童百问》论正常小儿望诊

《婴童百问·变蒸（第五问）》 凡观婴孩颅囟固合，睛黑神清，口方背厚，骨粗臀满，脐深肚软，齿细发黑，声洪睡稳，此乃受气充足，禀赋得中，而无疾也。

8.《幼科铁镜》论望诊

《幼科铁镜·看病秘诀》 凡小儿病有百端，逃不去五脏六腑气血。症虽多怪，怪不去虚实寒热风痰，病纵难知，瞒不过颜色苗窍，症即难辨，莫忽略青白红黄。面上之颜色苗窍，乃脏腑气血发出来的，颜色之红黄青白，乃寒热虚实献出来的，业医者，能于此处做工夫，便得吾家之秘诀。

按病推拿，药不见效之速，未有不如响之应声者。内有脏，曰心，曰脾，曰肺，曰肾，曰肝，五脏不可望，惟望五脏之苗窍，舌乃心之苗，红紫，心热也；肿黑，心火极也；淡白，虚也。鼻准与牙床乃脾之窍，鼻红燥，脾热也；惨黄，脾败也，牙床红肿，热也；破烂，脾胃火也。唇乃脾胃之窍，红紫，热也；淡白，虚也；如漆黑者，脾胃将绝也；右扯，肝风也；左扯，脾之痰也。鼻孔，肺之窍，干燥，热也；流清涕，寒也。耳与齿乃肾之窍，耳鸣，气不和也；齿如黄豆，肾气绝也。目乃肝之窍，勇视而睛转者，风也；直视而不转睛者，肝之将绝也。以目分言之，又属五脏之窍，黑珠属肝，纯是黄色，凶症也。白珠属肺，色青，肝风侮肺也，淡黄色，脾有积滞也，老黄色，乃肺受湿热，疸症也。瞳人属肾，无光采，又兼发黄，肾气虚也。大角属大肠，破烂，肺有风也。小角属小肠，破烂，心有热也。上皮属脾，肿，脾伤也。下皮属胃，青色，胃有寒也。上下皮睡合不紧，露一线缝者，脾胃虚极也。面有五位，五脏各有所属，额属心，离火也。左腮属肝，震木也。右腮属肺，兑金也。唇之上下属肾，坎水也。五脏，里也，六腑，表也。小肠心之表，小便短黄涩痛，心热也，清长而利，虚也。胃乃脾之表，唇红而吐，胃热也，唇惨白而吐，胃虚也，唇色平常而吐，作脾胃伤论。大肠，肺之表，闭结，肺有火也，肺无热而便闭，必血枯，不可通下。脱肛，肺虚也。胆乃肝之表，口苦，肝旺也，闻声著吓，肝虚也。膀胱肾之表，居脐下气海左右，有名无形，筋肿筋痛，肾水之寒气入膀胱也。面有五色：一曰红，红病在心，面红者热；一曰青，青病在肝，面青者痛；一曰黄，黄病在脾，面黄者脾伤；一曰白，白病在肺，面白者寒；一曰黑，黑病在肾，面黑而无润泽，肾气败也。望其色若异于平日，而苗窍之色，与面色相符，则脏腑虚实，无有不验者矣。

9.《幼幼集成》晰指纹

《幼幼集成·晰指纹》

三关部位歌　初起风关证未央，气关纹现急须防；乍临命位诚危急，射甲通关病势彰。

浮沉分表里歌　指纹何故乍然浮，邪在皮肤未足愁；腠理不通名表证，急行疏解汗之投。

红紫辨寒热歌　身安定见红黄色，红艳多从寒里得；淡红隐隐本虚寒，莫待深红化为热。

淡滞定虚实歌 指纹淡淡亦堪惊，总为先天赋禀轻；脾胃本虚中气弱，切防攻伐损胎婴。

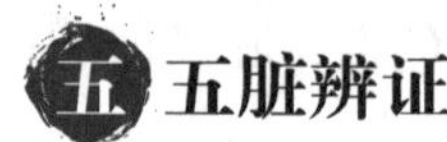

五 五脏辨证

1.《小儿药证直诀》论五脏所主

《小儿药证直诀·五脏所主》 心主惊，实则叫哭，发热，饮水而搐；虚则卧而悸动不安。肝主风，实则目直，大叫，呵欠，项急，顿闷；虚则咬牙，多欠气，热则外生气，湿则内生气。脾主困，实则困睡，身热饮水，虚则吐泻生风。肺主喘，实则闷乱，喘促，有饮水者，有不饮水者；虚则哽气，长出气。肾主虚，无实也。惟疮疹，肾实则变黑陷。更当别虚实证。假如肺病又见肝证，咬牙多呵欠者，易治，肝虚不能胜肺故也。若目直，大叫哭，项急顿闷者，难治，盖肺久病则虚冷，肝强实而反胜肺也。视病之新久虚实，虚则补母，实则泻子。

2.《小儿药证直诀》论五脏病

《小儿药证直诀·五脏病》 肝病，哭叫目直，呵欠顿闷，项急。心病，多叫哭惊悸，手足动摇，发热饮水。脾病，困睡泄泻，不思饮食。肺病，闷乱哽气，长出气，气短喘息。肾病，无精光，畏明，体骨重。

3.《育婴家秘》论五脏辨证

《育婴家秘·五脏证治总论》 五脏之中肝有余，脾常不足肾常虚，心热为火同肝论，娇肺遭伤不易愈。人皆曰：肝常有余，脾常不足。予亦曰：心常有余，肺常不足。有余为实，不足为虚。

盖肝之有余者，肝属木，旺于春，春乃少阳之气，万物之所资以发生者也。儿之初生曰芽儿者，谓如草木之芽，受气初生，其气方盛，亦少阳之气，方长而未已，故曰肝常有余。有余者，乃阳自然有余也。脾常不足者，脾司土气。儿之初生，所饮食者乳耳，水谷未入，脾未用事，其气尚弱，故曰不足。不足者，乃谷气之自然不足也。心亦曰有余者，心属火，旺于夏，所谓壮火之气也。肾主虚者，此父母有生之后，禀气不足之谓也。肺亦不足者，肺为娇脏，难调而易伤也。脾肺皆属太阴，天地之寒热伤人也，感则肺先受之，水谷之寒热伤人也，感则脾先受之，故曰脾肺皆不足。

4.《幼幼集成》论五脏辨证

《幼幼集成·简切辨证》 **小儿热证有七：** 面腮红，大便秘，小便黄，渴不止，上气急，足心热，眼红赤。此皆实热证，忌用温补。

小儿寒证有七： 面皖白，粪青白，肚虚胀，眼珠青，吐泻无热，足胫冷，睡露睛，此皆虚寒，忌用寒凉。

《幼幼集成·五脏所属之证》 肝者，足厥阴木也，实则目赤大叫，呵欠顿闷，虚则呵欠咬牙；有风则目连劄，有热则目直视；成疳则白膜遮睛；主怒则性急大叫，哭甚则卵肿；热则大小便难，手寻衣领，手乱捻物，甚则撮空摸床，此丧魂病也。儿病时，目睛视物不转，或目合不开，或目开不合，或哭无泪，或不哭泪出，皆肝绝也。

心者，手少阴火也，实则叫哭，发热饮水，虚则困卧，悸动不安；心血足则面色红润易养，心血亏则面色昏黯难养；热甚则津液干而病渴，神乱而卧不安，喜伏卧，舌破成疮，又为重舌、木舌、舌出不收之病。凡病丹瘤、斑疹、龙缠、虎带、虫疥、熛疮，皆心之证也。如心病久，汗出发润，或舌出不收，暴喑不语，或神昏溃乱，或斑疹变黑，此皆心绝也。

脾者，足太阴土也，为水谷之海，实则困睡，身热饮水，虚则吐泻生风，伤湿则为肿为胀，为黄为吐泻。故脾病则腹痛；脾疳则肚大青筋；脾热则口臭唇疮，饮食不为肌肤，吐舌弄舌，口干饮水，寒则口角流涎，谓之滞颐；气不和则口频撮。虚则肉削而瘦，不喜饮食；伤食则成积，积久则成疳成癖。如脾久病，大肉消削，肚大青筋或遍身虚肿，或吐泻不止，饮食不入，或多食而瘦，或虫出于口，或唇蹇而缩，皆脾绝也。

肺者，手太阴金也，实则闷乱喘促，虚则哽气长出。经曰：寒伤肺（由儿之衣薄受寒也)，经曰：热伤肺(由儿之衣浓郁热也)。寒热伤肺，则气逆而为喘为咳。肺受风，则喷嚏而流清涕，受寒则鼻塞，呼吸不利，受热则鼻干，或为衄血，成疳则鼻下赤烂；喘不止则面肿，咳不止则胸骨高，谓之龟胸；燥则渴不止，好饮水，谓之膈消。如肺久病，咳嗽连绵，喘息不休，或肩息，或龟胸，或咳血不止，或鼻孔黑燥，或鼻孔开张而喘，或泻痢不休，大孔如筒，或面目虚浮，上喘气逆，皆肺绝也。

肾者，足少阴水也，虚则目畏明，目中白睛多，其颅即解，色皖白，骨髓不满，儿必畏寒，多为五软之证。尻骨不成则坐迟，髌骨不成则行迟，真阳不足则齿迟，血脉不荣则发稀，心气不足则语迟。热则耳中出脓生疳。如肾病久，身惫，窜目如见鬼状，或骨痿弱，卧不能起，或二便遗失，此肾败也。

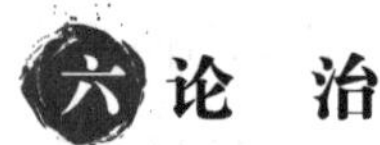

六 论　治

1.《内经》判别儿病凶吉

《灵枢·逆顺肥瘦》 黄帝曰：刺婴儿奈何？岐伯曰：婴儿者，其肉脆，血少，气弱，刺此者，以豪刺，浅刺而疾发针，日再可也。

《素问·通评虚实论》 帝曰：乳子而病热，脉悬小者何如？岐伯曰：手足温则生，寒则死。帝曰：乳子中风热，喘鸣肩息者，脉何如？岐伯曰：喘鸣肩息者，脉实大也，缓则生，急则死。

2.《片玉心书》论儿科治法

《片玉心书·胎毒门》 凡小儿在月内有病者，皆胎毒也，并治其母。小儿月内，肠胃甚脆，气血未充，若有微疾，不可妄施补泻，恐脏腑一伤，将贻患终身，或致夭命矣，可不戒哉！如不得以而用汤丸，毋伐天和，中病即止，又不可过剂也。

3.《育婴家秘》论脾胃病

《育婴家秘·脾脏证治》 幼科方中脾病多，只因乳食致沉疴，失饥失饱皆成疾，寒热交侵气不和。儿之初生，脾薄而弱，乳食易伤，故曰脾常不足也。脾属土，其体静，故脾病喜困。土主湿，湿伤则为肿，为胀，为黄，为吐泻不止，则成慢惊风。脾之窍在口唇，脾有风则口喎唇动，热则口臭唇疮，寒则口角流涎，谓之滞颐，气不和则口频撮。脾主舌本，热则吐舌弄舌。脾主肉，脾虚则瘦，大肉折。脾主味，脾虚则不喜食，脾热则食不作肌肤，伤于食则成积，积久则成癖。脾主津液，脾热则口干饮水，虚则津液不生而成疳也。

脾与胃异同论：盖胃受谷，脾消谷也。调其脾胃者，当适其寒温，节其饮食也。故饱则伤胃，饥则伤脾；热则伤胃，寒则伤脾。

4.《幼科铁镜》论治病

《幼科铁镜·治病不可关门杀贼说》 治病不可关门杀贼。脏腑之病，必有贼邪，或自外至，或自内成，祛贼不寻去路，以致内伏，是谓闭门杀贼。如伤寒贼由外入，法宜表散，心火贼自内成，清利为先。是知降心火而不利小便，除肺热而不引大肠，治风热而不发表药，夹食而不导消，痢初起而不通利，疟始发而遽用截方，凡此皆闭门之弊。不第不能杀贼，而五脏六腑，无地不受其蹂躏，则闭门之害，可胜道哉。凡有心幼科者，又不可不知也。

《幼科铁镜·治病不可开门揖盗说》 治病不可开门揖盗。若脏腑有虚，外虽伤感，误为表散分利，惹来别症，是谓开门揖盗。试以脾虚作泻论之，脾虚惟恐补之不及，一用分利，则正气日下，而脾愈伤，便来脾慢之症。譬之六国之病在弱，离横合纵，乃季子补救之策。解约散纵，自开吞并之门，是乱臣亡国，与分利崩脾，无异理也。至于肺虚误为发散，心虚利水，肝虚抑肝诸类，当从脾虚分利而类推之可也。

5.《幼科要略》论小儿四时温病

襁褓小儿，体属纯阳，所患热病最多。世俗医者，固知谓六气之邪皆从火化，饮食停留，郁蒸变热，惊恐内迫，五志动极皆阳，奈今时治法，初则发散解肌以退表热，仍混入消导，继用清热苦降，或兼下夺，再令病家禁绝乳食，每致胃气索然，内风来乘，变见惊痫，告毙甚多。

……

伏　气

春温一证，由冬令收藏未固。昔人以冬寒内伏，藏于少阴，入春发于少阳，以春木内应肝胆也。寒邪深伏，已经化热，昔贤以黄芩汤为主方，苦寒直清里热。热伏于阴，苦味坚阴，乃正治也。知温邪忌散，不与暴感门同法。若因外邪先受，引动在里伏热，必先辛凉以解新邪，继进苦寒以清里热。况热乃无形之气，幼医多用消滞攻治有形，胃汁先涸，阴液劫尽者多矣。

备用方：黄芩汤，葱豉汤；新邪引动伏邪，凉膈散，清心凉膈散。

……

风　温

风温者，春月受风，其气已温。经谓：春气病在头，治在上焦。肺位最高，邪必先伤，此手太阴气分先病，失治则入手厥阴心包络，血分亦伤。盖足经顺传，如太阳传阳明，人皆知之。肺病失治，逆传心包络，幼科多不知者。俗医见身热咳喘，不知肺病在上之旨，妄投荆、防、柴、葛，加入枳、朴、杏、苏、卜子、楂、麦、广皮之属，辄云解肌消食。有见痰喘，便用大黄礞石滚痰丸，大便数行，上热愈结。幼稚谷少胃薄，表里苦辛化燥，胃汁已伤，复用大黄大苦沉降丸药，致脾胃阳和伤极，陡变惊痫，莫救者多矣。

……

夏　热

夏为热病，然夏至以前时令未为大热。经以先夏至病温，后夏至病暑。温邪前已申明，暑热一证，幼医易眩。夏暑发自阳明，古人以白虎汤为主方，后贤刘河间传创议迥出诸家，谓温热时邪当分三焦投药，以苦辛寒为主。若拘六经分证，仍是伤寒治法，致误多矣。盖伤寒外受之寒必先从汗解，辛温散邪是已。口鼻吸入之寒即为中寒阴病，治当温里，分三阴见证施治。若夫暑病，专方甚少，皆因前人略于暑详于寒耳。考古如《金匮》暑暍痉之因，而洁古以动静分中暑、中热，各具至理，兹不概述。论幼科病，暑热夹杂，别病有诸，而时下不外发散消导，加入香薷一味，或六一散一服。考《本草》香薷辛温发汗，能泻宿水。夏热气闭无汗，渴饮停水，香薷必佐杏仁，以杏仁苦降泄气，大顺散取义若此。长夏湿令，暑必兼湿，暑伤气分，湿亦伤气，汗则耗气伤阳，胃汁大受劫烁，变病由此甚多。发泄司令，里真自虚。张风逵云：暑病首用辛凉，继用甘寒，再用酸泄酸敛，不必用下。可称要言不烦矣。

……

秋　燥

秋深初凉，稚年发热咳嗽，证似春月温证，但温乃渐热之称，凉即渐冷之意。春月为病，犹冬藏固密之余，秋令感伤，恰值夏热发泄之后，其体质之虚实不同。但温自上受，燥自上伤，理亦相等，均是肺气受病。世人误认暴感风寒，混投三阳发散，津劫燥甚，喘急告危。若果暴凉外束，身热痰嗽，只宜葱豉汤，或苏梗、前胡、杏仁、枳、桔之属，仅一二剂亦可。更有粗工，亦知热病，与泻白散加芩、连之属。不知愈苦助燥，必增他变，当以辛凉甘润之方，气燥自平而愈，慎勿用苦燥劫烁胃汁。

秋燥一证，气分先受，治肺为急。若延绵数十日之久，病必入血分，又非轻浮肺药可医，须审体质证端，古谓治病当活泼泼地如盘走珠耳。

……

冬　寒

深秋入冬，暴冷折阳，外感发热，头痛身痛，呕恶，必从太阳。若渴能饮水者，里热见证，即非纯以表散。伤寒每以风伤卫用桂枝法，寒伤营用麻黄法。小儿肌疏易汗，难任麻桂辛温，表邪太阳治用，轻则紫苏、防风一二味，身痛用羌活，然不过一剂。伤风证亦肺病为多，前、杏、枳、桔之属辛胜，即是汗药，其葱豉汤乃通用要方。若肢冷寒战，呕吐自痢，或身无热，即从中寒里证。三阴须分，但小儿科太阴中寒最多，厥阴间有。若冬令应寒，气候温暖，当藏反泄，即能致病，名曰冬温。温为欲热之渐，非寒证得汗而解，若涉表邪一二，里热必兼七八。是瘾疹丹痧非徒风寒，或外受之邪与里邪相搏，亦令郁于经络，或饮醇浓味，里热炽烈，而卫气不与营分相和，或不正直入内侵，即有腹痛下痢诸证。其治法按证，必以里证为主，稍兼清散有诸。设用辛温，祸不旋踵矣。至于痧痘时疠，须分四气也……

6. 麻疹

《小儿药证直诀》论麻疹

《小儿药证直诀·脉证治法·疮疹候》 面燥腮赤，目胞亦赤。呵欠顿闷，乍凉乍热。咳嗽喷嚏，手足梢冷。夜卧惊悸，多睡，并疮疹证，此天行之病也。惟用温凉药治之，不可妄下及妄攻发，受风冷。

《麻科活人全书》论麻疹

《麻科活人全书·麻疹骨髓赋（增朴）》论麻疹特征

初则发热，有类伤寒。眼胞肿而泪不止，鼻喷嚏而涕不干，咳嗽少食，作渴发烦。以火照之，隐隐于皮肤之内。以手摸之，磊磊乎肌肉之间。其形似疥，其色若丹。出现三日，渐收为安。随出随收，喘急相干，无咳无汗，隐伏之端。根窠若肿兮，麻而兼瘾。皮肤如赤兮，疹尤夹斑。似锦而明兮，不药而愈。如煤之黑兮，百无一痊。此麻疹之顺逆。须临症以详观。

《麻科活人全书·麻疹骨髓赋（增朴）》论麻疹治法

麻毒最重，治法不同。微汗常出，热势越而不留。二便清调，邪气行而无壅。腠理拂郁兮，即当发散。脏腑秘结兮，急与疏通。虽衄不必忧，邪从衄解。自利勿遽止，毒以利松。麻后变痢兮，热毒移于大肠。咳嗽咽痛兮，痰气滞乎心胸。口渴心烦，法在生津养血。饮食减少，治须调胃和中。余证无常，临期变通。且如出之太迟，发表为贵。出之太甚，解毒最宜。毋伐天和，必先岁气。寒风凛凛，毒气郁而不行。赤日炎炎，邪气乖而作疠。或施温补，勿助其邪。若用寒凉，休犯其胃。制其过但取其平，诛其暴必欲其正。远寒远热，阴阳之胜负不齐。责实责虚，人品之强弱或异。此乃麻之大旨。医家须当熟记。

《麻科活人全书·麻疹骨髓赋（增朴）》论麻疹用药

至于药性，更宜洞悉。防风荆芥，散腠理之寒邪。紫苏葛根，解营卫之蕴热。苏子擅下气之能。前胡有疏表之力。款冬消痰止嗽。紫菀通肺开结。石斛行血中之滞气而用。樗根治麻后之白痢而设。葱白上升，而发散肺胃。莱菔治气，可推墙倒壁。竹茹可止吐呕。柿蒂专疗呃逆。芥子降气。生地凉血。黄连入心而泻火。黄芩入肺定喘急。元参石膏，治邪火之浮游。栀子连翘，开恶毒之拂郁。栝蒌润肺止渴，须合麦冬。知母降火生津，必同黄柏。麻仁性能滋润。花粉用以解渴。芍药住腹痛。勿施于未收之前。白术止脾泄，只用在收尽之日。欲行滞兮，须青皮枳壳而同槟榔。要分利兮，用赤苓车前而共滑石。尿若涩兮，利以猪苓木通。咽常痛兮，治以大青恶实。元胡活血止痛。蒲黄逐瘀生血。丹皮破积生新，而引血归经。紫草利肠凉血，而疗疹紫黑。茅根止吐衄，降除伏火。红花解麻毒，而散肿赤。咽喉若闭兮，射干助以豆根。牙齿生疳兮，文蛤配乎溺白。心神惊恐兮，镇以辰砂。脏腑闭结兮，利以大黄。葶苈杏仁，治喘气之。薄荷竹叶，解肤热之烊烊。火烧人屎，蜜炒麻黄，发斑毒之出现，令邪气之舒张。枳实山楂，助脾胃而化毒。兜铃骨皮，清肺热以回疮。既识药性，用亦有时。未透表则前胡葛根荆芥防风必用，而已透当除。若已出。则黄芩黄连栀仁黄柏宜使，而初潮勿施。便闭以丑牛易大黄，免寒胃府。喘急用葶苈弃升麻，怕增吼嘶。

《麻科活人全书·初潮认证》论麻疹鉴别

夫麻初起，既与伤寒相似。而认麻须细看两耳根下颈项连耳之间，以及背脊之下至于腰间，必有三五红点，此即麻之报标。如无红点以为证佐，则当以别证施治，此屡试屡验者也。若果有红点及现有前证相符，则是麻候。

《麻科活人全书·正麻奶麻风瘾不同》论麻疹与发疹性疾病鉴别

正麻之出，由于胎毒，其出也。必在出痘之后，或隔两三月，或隔半年、一年之久，甚至八九年之远。感正麻之气而出一次，后再不复出矣。

奶麻者，小儿初生未盈月时，遍身红点，斑驳如朱，皆由儿在母胎中，受有热毒所致，故生下发见于皮肤，不可认作时行麻疹，妄用汤剂。盖婴儿脏腑娇脆，气血怯弱，不能胜受汤丸。宜以溯源解毒汤与乳母服之可耳。

若风瘾者，亦有似于麻疹。乃发在幼孩甫生一月、半周、一岁之间。时值天气炎热，感风热而作。此不由于胎毒，乃皮肤小疾。感风热客于脾肺二家所致。不在正麻之列。常见出一次又出一次。亦有连出不已者。无关大利害，不必用药而自散。倘身热不退，只宜微用疏风清热之剂，一服即愈。以荆防发表汤除红花主之。如身不热者，不必用药，免致诛伐无过，然亦当慎风寒，戒荤腥、生冷、辛辣等物，勿以其无关利害而忽诸，恐触动风热而生他病。论云：风瘾身热不退，宜疏风清热，以荆防发表汤主之。细按方内，止有荆芥、防风疏风之品，并无清热之药，且川芎上行头目，当归血中气药，楂肉长于消肉积，甘草虽能和药解毒，其实有调中益气之功。桔梗性上升，能阻各药不得下达，并非清热之品。且云除红花，反不若红花之能散赤肿解疹毒之犹为可用也。愚意莫若用防风败毒散去甘草、桔梗、杏仁。加元参、黄芩、地骨皮。以疏风清热退潮之为妥当耳。

7. 惊风

《小儿药证直诀》论急惊慢惊

《小儿药证直诀·脉证治法·慢惊》 凡急慢惊，阴阳异证，切宜辨而治之，急惊合凉泻，慢惊合温补。世间俗方多不分别，误小儿甚多。

《活幼心书》论惊风四证

《活幼心书·明本论·明小儿四证八候五》 四证者，惊、风、痰、热是也。八候者，搐、搦、掣、颤、反、引、窜、视是也。搐者两手伸缩，搦者十指开合，掣者势如相扑；颤者头偏不正，反者身仰向后，引者臂若开弓，窜者目直似怒，视者睛露不活，四证已备，八候生焉，四证既无，八候安有。

《活幼心书·明本论·急惊风五》 一切所惊，未发之时，夜卧不稳，困中或笑或哭，啮齿咬乳，鼻额有汗，气促痰喘，忽尔闷绝，目直上视，牙关紧急，口噤不开，手足搐掣。此热甚而然，况兼面红脉数可辨。盖心有热而肝有风。二脏乃阳中之阳，心火也，肝风也，风火阳物也。风主乎动，火得风则烟焰起，此五行之造化，二阳相鼓，风火相搏。肝藏魂，心藏神，因热则神魂易动，故发惊也。心主乎神，独不受触，遇有惊则发热，热极生风，故能成搐，名曰急惊。治之之法，先以五苓散加黄芩、甘草水煎，或百解散发表；次通心气，木通散、三解散；疏涤肝经，安魂退热，牛蒡汤、防风汤主之，惊风既除之后，轻者投半夏丸，重者下水晶丹，与之去痰，免成痴疾，但不可用大寒凉药治之，热去则寒起，亢则害，承乃制。

大凡幼稚，欲令常时惊悸不作，在乎肾脏和平，故戴氏曰：治惊不若补肾，谓心属火，火性燥，得肝风则烟焰起，致生惊悸，补肾则水升火降，邪热无侵，虽有肝风，不生惊骇。其法当于申时进补肾地黄丸一服，或琥珀抱龙丸。用申时者，盖水生于申，佐之以药，则肾水得平，心火不炎，自无惊矣。

《保赤新书》论惊风

《保赤新书·卷三》钱仲阳云：因潮热发搐，在寅卯辰时者，为肝病。身壮热，目上视，手足动摇，口内生热涎，颈项强急，为肝病。因潮热发搐，在巳午未时者，为心病。心惕，目上视，白睛赤色，牙关紧急，口内生涎，手足动摇，为心病。因潮热发搐，在申酉戌时者，为肺病。不甚搐而喘，口噤斜视，身热如火，睡露睛，手足冷，大便淡黄水，为肺病。因潮热发搐，在亥子丑时者，为肾病。不甚搐而卧不稳，身体温，目睛紧斜视，喉中有痰，大便银褐色，乳食不消，多睡不省，为肾病。

按以上肝心肺肾凡四藏，不言脾者，以脾属慢惊也，循释其文，用意颇深远。所谓肝病者非肝病，心病者非心病，乃藏气病也。藏气所主者，为生长化收藏。肝病者逆生气，心病者逆长气，肺病者逆收气，肾病者逆藏气也。言寅卯巳午申酉亥子者，一日之生长化收藏也。《内经》之法分三级，生长壮老已统一身言之，生长化收藏统一年言之，鸡鸣、平旦、日中、合夜统一日言之。今以小儿之病，分录一日之二分二至，与《内经》之法相合，此必有所受。

《幼科发挥》论急惊有三因

《幼科发挥·急惊风有三因》 有外因者，如感冒风寒、温湿之气而发热者，宜即发散之、和解之，以除其热，可也。苟失而不治，热甚发搐，此外因之病也。宜导赤散、泻青丸主之。有内因者，如伤饮食发热者，即宜消导之，下之，如保和丸、三黄枳术丸之类，以除其热，可也，苟失而不治，热甚发搐，此内因之病也，当视大小便何如。如大便不通，先去其宿食，宜木香槟榔丸及胆导法；大便润，宜辰砂五苓散、琥珀抱龙丸主之。有不内外因者，如有惊恐，或客忤中恶得之。盖心藏神，惊有伤神，肾藏志与精，恐有伤肾。……小儿神志怯弱，猝有惊恐，所以精神溃乱，魂魄飞扬，气逆痰聚，乃发搐也。客忤中恶，出其不意，大人且惊，况小儿乎？宜先去其痰，辰砂膏主之，后安其神，琥珀抱龙丸主之。有热者，东垣安神丸。下痰之药，慎勿用轻粉、巴豆之类，恐伤元气损脾胃，误杀小儿。

《幼科发挥》论慢惊有三因

《幼科发挥·慢惊有三因》 因病后或吐泻，脾胃虚损，遍身冷，口鼻亦冷，手足时瘛疭，昏睡露睛，此无阳也。宜待其未发而治之，调元汤合小建中汤主之。如见上证，虽有神丹，不可治也。或问：吐泻何以生风而不可治者，何也？曰：五行之理，气有余则乘其所胜，不足则所胜乘之。吐泻损脾，脾者土也。风者肝木所生也，脾土不足，则肝木乘之，木胜土也，其病不可治。人身之中，以谷为本，吐多则水谷不入，泻多则水谷不藏。吐则伤气，泄则伤血，水谷已绝，血气又败，如之何不死也。

《幼科铁镜》论惊风治法

《幼科铁镜·阐明发惊之由兼详治惊之法》 夏禹铸曰，惊生于心，痰生于脾，风生于肝，热出于肺，此一定之理也。热盛生风，风盛生痰，痰盛生惊，此贼邪逆克必至之势。疗惊必先豁痰，豁痰必先祛风，祛风必先解热，而解热又以何者为先乎？肺主皮毛，皮毛为贼邪入内之门户，彼风寒暑湿燥火六邪之来，皮毛受之，即入犯乎肺，肺本出热地也，燥火暑邪一入，则热与热依而热盛，风寒湿邪一入，肺窍为之闭塞，则热无所泄而热亦盛，若解热必先祛邪。……今以祛邪之法详之，一用拿，一用推，一用灯火，一用灸，一用药。

8. 胎病

《素问》论小儿巅疾

《素问·奇病论》 帝曰：人生而有病巅疾者，病名曰何？安所得之？岐伯曰：病名为胎病，此得之在母腹中时，其母有所大惊，气上而不下，精气并居，故令子发为巅疾也。

9. 疳证

《小儿药证直诀》论疳

《小儿药证直诀·脉证治法·诸疳》 疳，皆脾胃病，亡津液之所作也。因大病或吐泻后，以药吐下，致脾胃虚弱，亡津液。且小儿病疳，皆愚医之所坏病。……小儿易虚易实，下之既过，胃中津液耗损，渐令疳瘦。

《温病条辨》论小儿疳证

《温病条辨·解儿难·疳疾论》 疳者，干也，人所共知。不知干生于湿，湿生于土虚，土虚生于饮食不节，饮食不节，生于儿之父母之爱其子，惟恐其儿之饥渴也。盖小儿之脏腑薄弱，能化一合者，与一合有半，即不能化，而脾气郁矣。再小儿初能饮食，见食即爱，不择精粗，不知满足，及脾气已郁而不舒，有拘急之象，儿之父母，犹认为饥渴而强与之。日复一日，脾因郁而水谷之气不化。水谷之气不化而脾愈郁，不为胃行津液，湿斯停矣。土恶湿，湿停而脾胃俱病矣。中焦受气，取汁变化而赤，是谓血，中焦不受水谷之气，无以生血而血干矣。再水谷之精气，内入五脏，为五脏之汁；水谷之悍气，循太阳外出，捍卫外侮之邪而为卫气。中焦受伤，无以散精气，则五脏之汁亦干；无以行悍气，而卫气亦馁，卫气馁故多汗，汗多而营血愈虚，血虚故肢体日瘦，中焦湿聚不化而腹满，腹日满而肢愈瘦，故曰干生于湿也。

医者诚能识得干生于湿，湿生于土虚，且扶土之不暇，犹敢恣用苦寒，峻伤其胃气，重泄其脾气哉！治法允推东垣、钱氏、陈氏、薛氏、叶氏，诚得仲景之心法者也。疏补中焦，第一妙法；升降胃气，第二妙法；升陷下之脾阳，第三妙法；甘淡养胃，第四妙法；调和营卫，第五妙法；食后击鼓，以鼓动脾阳，第六妙法（即古者以乐侑食之义，鼓荡阳气，使之运用也）；《难经》谓伤其脾胃者，调其饮食，第七妙法；如果生有疳虫，再少用苦寒酸辛，如芦荟、胡黄连、乌梅、使君、川椒之类，此第八妙法；若见疳即与苦寒杀虫便误矣，考洁古、东垣，每用丸药缓运脾阳，缓宣胃气，盖有取乎渣质有形，与汤药异歧，亦第九妙法也。

《幼科发挥》论调理脾胃

《幼科发挥·五脏主病·脾经主病·调理脾胃》 人以脾胃为本，所当调理。小儿脾常不足，尤不可不调理也。调理之法，不专在医，唯调乳母，节饮食，慎医药，使脾胃无伤，则根本常固矣。脾喜温而恶寒，胃喜清而恶热，故用药者偏寒则伤脾，偏热则伤胃也。制方之法，宜五味相济，四气俱备可也。故积温则成热，积凉则成寒。偏热偏寒，食也，食多则饱，饱伤胃；食少则饥，饥伤脾。故调脾胃，宜节饮食，适寒温也。今之调脾胃者，不知中和之道，偏之为害，喜补而恶攻。害于攻者大，害于补者岂小小哉？

至于脾胃属土，寄于四季，无定位，无从逆也，故于五味相济，四季均平，以中和为主，补泻亦无偏胜也。况脾喜温而恶寒，胃喜清而恶热，偏寒偏热之气，因不可以专用，而积温成热，积凉成寒，虽温平、凉平之药，亦不可以群聚久服也。经云：治热以寒，温而行之；治寒以热，凉而行之。斯为善矣。

10. 泄泻

《幼科发挥》论吐泻

《幼科发挥·脾所生病·吐泻》 吐出上焦，泻出下焦，乃肠胃之病也。脾在中焦，管摄乎上下之间。吐泻互作者，乃脾之病也。夫人身之中，足阳明胃脉之气自上而下，足太阴脾脉之气自下而上，上下循环，阴阳交接，谓之顺而无病也。故胃气逆而为上，则为呕吐，脾气逆而为下，则为泄泻，吐泻之病，脾胃为之总司也。

11. 积滞

《婴童百问》论积滞

《婴童百问·积滞（第四十九问）》 小儿有积滞，面目黄肿，肚热胀痛，复睡多困，酷啼不食，或大肠闭涩，小便如油，或便利无禁，粪白酸臭，此皆积滞也。然有乳积、食积，须当明辨之。吐乳、泻乳，其气酸臭，此由啼叫未已，便用乳儿，停滞不化而得之，是为乳积。肚硬带热，渴泻或呕，此由饮食无度，多餐过饱，饱后即睡得之，是为食积。腹痛啼叫，利如蟹渤，此由触忤其气，荣卫不和，淹延日久得之，是为气积。

《活幼心书·明本论·伤积八》 凡婴孩所患积证，皆因乳哺不节。过餐生冷坚硬之物，脾胃不能克化，积停中脘，外为风寒所袭，或因吃卧失盖，致头疼面黄，身热，眼胞微肿，腹痛膨胀，足冷肚热，神昏不安，饮食不思，或呕或哕，口噫酸气，大便馊臭，此为陈积所伤。如觉一二日，先以百伤饮发表，次当归散入姜煎服，温动积滞，方下乌犀丸、六圣丸，重与宽利，后用匀气散调补。有食饱伤脾，脾气稍虚，物难消化，留而成积，积败为痢，腹肚微痛，先调胃气，次理积，却止痢，则病根自除。和中散理虚养胃，三棱散、乌犀丸助脾化积；沉香槟榔丸、守中汤，进食止痢，仍忌生冷黏腻之物，不致复作。

12. 遗尿

《诸病源候论》论遗尿

《诸病源候论·小儿杂病诸候·遗尿候》 遗尿者，此由膀胱有冷，不能约于水故也。足太阳为膀胱之经，足少阴为肾之经，此二经表里。肾主水，肾气下通于阴。小便者，水液之余也。膀胱为津液之腑，既冷其衰弱，不能约水，故遗尿也。

《活幼心书》论遗尿

《活幼心书·明本论·五淋三十》 遗溺者，乃心肾传送失度，小肠膀胱关键不能约束。有睡梦而遗者，有不知而遗者，皆是下元虚冷所致，亦因禀受阳气不足，用《三因方》家韭子丸治之，及参苓白术散、补肾地黄丸。然此证法当实土以存水，乃免渗泄之患，所谓补肾不如补脾是也。平胃散倍加益智仁锉碎，水、姜、枣、烧盐煎，空心温服。

13. 五软

《活幼心书》论五软

《活幼心书·明本论·五软三十八》 戴氏论五软证，名曰胎怯。良由父精不足，母血素衰而得，诚哉是言。以愚推之，有因母血海久冷，用药强补而孕者，有受胎而母多疾者，或其父好色贪酒，气体虚弱，或年事已迈，而后见子；有日月不足而生者，或服堕胎之剂不去，而竟成孕者，徒尔耗伤真气，苟或有生，譬诸阴地浅土之草，虽有发生，而畅茂者少，又如培植树木，动摇其根，而成者鲜矣。由是论之，婴孩怯弱，不耐寒暑，纵使成人，亦多有疾。爰自降生之后，精髓不充，筋骨痿弱，肌肉虚瘦，神色昏慢，才为六淫所侵，便致头、项、手、足、身软，是名五软。治法用调元散、补肾地黄丸。渐次调养，日久乃安。若投药不效，亦为废人。

（俞景茂）